上海市卫生健康委员会卫生行业临床研究专项（202240306）

肿瘤科普系列

第一季

——消化道肿瘤诊治

崔越宏　张凌云 ◎ 著

U0257667

上海大学出版社

图书在版编目（CIP）数据

消化道肿瘤诊治 / 崔越宏，张凌云著 . -- 上海：
上海大学出版社，2023.6
（肿瘤科普系列 . 第一季）
ISBN 978-7-5671-4746-1

Ⅰ . ①消… Ⅱ . ①崔… ②张… Ⅲ . ①消化系肿瘤 –
诊疗 Ⅳ . ① R735

中国国家版本馆 CIP 数据核字 (2023) 第 107807 号

责任编辑　　陈　露
助理编辑　　于　欣
插　　画　　林熙潍
书籍设计　　缪炎栩
技术编辑　　金　鑫　钱宇坤

肿瘤科普系列第一季——消化道肿瘤诊治
崔越宏　张凌云　著

出版发行　　上海大学出版社出版发行
地　　址　　上海市上大路 99 号
邮政编码　　200444
网　　址　　www.shupress.cn
发行热线　　021-66135109
出 版 人　　戴骏豪

印　　刷　　上海普顺印刷包装有限公司印刷
经　　销　　各地新华书店
开　　本　　890mm×1240mm　1/32
印　　张　　6.75
字　　数　　140 千
版　　次　　2023 年 7 月第 1 版
印　　次　　2023 年 7 月第 1 次
书　　号　　ISBN 978-7-5671-4746-1/R·34
定　　价　　48.00 元

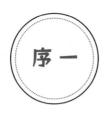

序一

无论岁月如何变迁，健康总是人们最为关注的话题。对于健康的敌人——肿瘤，是人们唯恐避之不及的存在。肿瘤是什么、为什么会得肿瘤、得了肿瘤该怎么办，这些问题人们或多或少有些了解，但是又不得要领，免不了为此感到焦虑无助。如何减少这种焦虑感，最好的办法就是增加对肿瘤的了解，了解得越多担忧得越少。纵观肿瘤学近些年的发展，其发展之迅速，不禁让肿瘤科医生都感叹其更新迭代之快，更何况普通群众。如何增加普通群众对肿瘤的了解、如何能够让没有医学背景的人了解肿瘤相关知识、又如何让基层医院医生掌握专业的肿瘤学进展，进而给更多的患者带去规范化诊治，这绝不仅仅是照搬教科书或指南手册那么简单的事情。找到人们真正关心的话题只是第一步，还要把专业的医学理论化繁为简、深入浅出地讲出来，这不仅需要过硬的专业知识，还需要以敏锐的视角来发现问题，更需要有悲悯之心方能体恤患者疾苦。

"肿瘤科普系列"就是在这样的背景下诞生的。起初是在复旦大学附属中山医院肿瘤内科的微信公众号上连载，之后集结成册，形成此书。书中的"老王"作为一名肿瘤患者，既是医生"灵灵张"诊治的病人，更是"灵灵张"的朋友。他们彼此间相互照拂，共同经历这世间的好与坏、生活的冷与暖。我们相信这世上有很多"老王"、也有很多"灵灵张"。这本书尝试借用"老王"和"灵灵张"的视角，来谈论人们常遇到的问题，有生活中的，也有工作中的；有临床上的，也有科研上的，内容不拘泥于形式。

书中不足之处在所难免，还请读者诸君多多批评指正！也希望大家能给"老王"和医生"灵灵张"多一点包容。同时，本书作为该科普系列的第一季，以后我们还会继续推出新的内容，敬请关注。

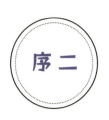

序二

我是老王

我是灵灵张

缘起缘聚：灵灵张和老王

我是灵灵张。

我也是老王。

或许每个人都是灵灵张，每个人又都是老王。

在医院里灵灵张是老王的医生，在医院外老王可能也是灵灵张的医生。

有人医得了病，有人医得了心。

无论这个世界多么忙乱，都少不了我们之间的相互取暖、相互慰藉。我们携手走过的每个日夜，将是这世间最美好的岁月。

无论如何，我们都愿意做你的灵灵张。

希望我们的相遇——不管是何种方式的相遇，都能为您的生活带来一份温暖。

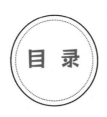

目 录

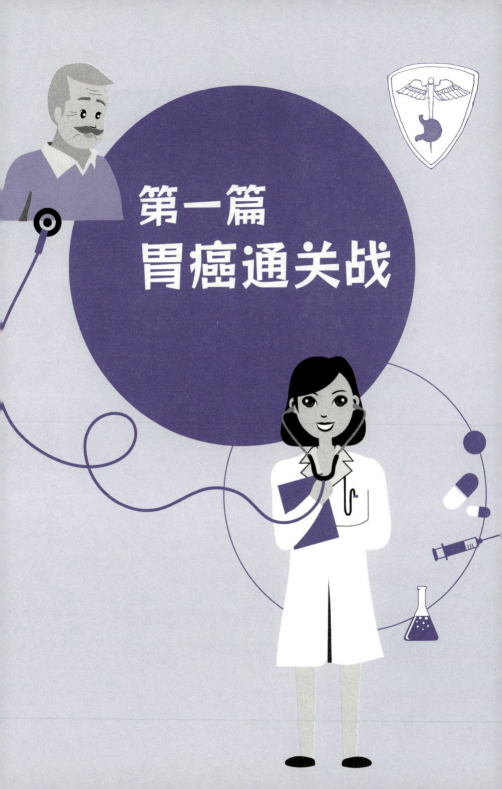

第一篇
胃癌通关战

一、初识胃癌，君何如？

老王，年轻时意气风发、忙于事业，最不在乎的就是自己的身体，经常废寝忘食、疲于应酬，终落得个肠胃不适。近日来，老王感觉胃部隐隐作痛且愈发严重，赶紧去医院做了检查。

胃镜报告显示，胃体中部大弯侧见一大小约 3cm×3cm 的溃疡性病变，覆污苔，周围黏膜皱襞中段僵硬，提示胃癌可能。老王看到报告，一下子怔住了！虽然知道自己饮食不规律，可自己并无胃癌家族史，一时很难接受这样的事实。

 我怎么会得胃癌呢？为什么呢？

很多患者在疾病初始诊断时都会存在否认、恐惧、焦虑或者愤怒等情绪，这是人们在很多情形下都可能会出现的正常表现。如果有类似情况，

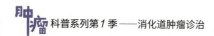

不用太担心，但是还是要尽快从这些不良情绪中走出来；可以找亲朋好友倾诉，或寻求专业人员的帮助来舒缓负面情绪。

老王的心态恢复很快，他说否认病情并不能让疾病消失，他可以在战略上藐视疾病，但一定要在战术上重视它。老王很快做完了胸腹盆腔的增强 CT 检查，结果显示胃体部肿瘤，浸润胃壁浆膜层，侵犯周围脂肪间隙，胃周多枚肿大淋巴结。胃镜病理报告显示胃体低分化腺癌，Lauren 分型为肠型，EBER（-），免疫组化：HER2（IHC 2+/FISH 阴性），pMMR。诊断为胃恶性肿瘤 cT4aN+M0，Ⅲ 期。

这是晚期了吗？低分化什么意思？Lauren 分型什么意思？EBER（-）、HER2（2+）、pMMR 又代表什么？

临床上我们通过对原发灶肿瘤（T）、淋巴结（N）以及转移灶情况（M），即 TNM 级别来对肿瘤进行分期。一般来讲 Ⅰ 期归为肿瘤早期，

Ⅱ~Ⅲ肿瘤归为进展期，Ⅳ期为肿瘤晚期。

分化程度是病理学上的概念。肿瘤的分化程度也就是肿瘤组织的成熟程度。如果肿瘤组织与正常组织相似，成熟度较高称之为高分化；反之，肿瘤组织与正常组织相差很大，成熟度差称为低分化。一般来说，高分化肿瘤的预后相对较好，低分化的肿瘤预后则较差。

Lauren 分型是一种常用的胃癌病理分型方法。根据胃癌的组织结构和生物学行为，Lauren 分型将胃癌分为肠型和弥漫型。肠型一般具有明显的腺管结构，弥漫型则缺乏细胞连接，一般不形成腺管，多呈弥漫性生长。约有 10%~15% 的胃癌同时兼有肠型和弥漫型的特征，称为混合型。不同的 Lauren 分型胃癌预后可能不同，一般来讲弥漫型胃癌预后较差。因为 Lauren 分型在不同观察者之间的一致性较高，所以它是胃癌最常用的组织学分型标准。

临床上有部分胃癌是由 EB 病毒感染引起的，EBER（−）表示用显色原位杂交方法检测胃癌组织中 EBV–RNA 状态为阴性，阴性则表示不是由 EB 病毒感染导致的。

HER2 是人表皮生长因子受体 2，中国胃癌患者中 HER2 阳性约占胃癌患者的 12%，因 HER2 阳性胃癌在治疗上有别于 HER2 阴性胃癌，所以临床上常规进行 HER2 的检测。免疫组化结果若为 HER2（3+），则认为 HER2 阳性；如果 HER2（2+），则需进一步行原位荧光杂交方法检测来确定 HER2 的状态。

MMR（mismatch repair），DNA 错配修复基因是一组高度保守的看家基因，可纠正 DNA 复制过程中产生的错误。pMMR 表示其功能正常，dMMR 则表示异常或缺失。在治疗上，dMMR 的患者有别于 pMMR 患者，其更有可能从免疫治疗中获益。

那我能做手术吗？需要化疗吗？

对于进展期胃癌，也就是 Ⅱ ~ Ⅲ 期的局部晚期胃癌，目前根治性切除是唯一可能治愈的手段。我国胃肠肿瘤外科联盟的数据显示，2014 年至 2016 年接受胃癌手术治疗的患者中，19.5% 为早期胃癌，70.8% 为进展期胃癌，9.7% 为晚期胃癌，可见外科手术在治疗进展期胃癌中的重要地位。

既往开展的多项研究，如 FLOT4-AIO、PRODIGY、RESOLVE 和 RESONANCE 等，均证实围手术期化疗联合手术优于单纯手术或根治术后辅助治疗，能够提高手术的 R0 切除率。德国的 FLOT4-AIO 研究比较了 FLOT 方案及 ECF/ECX 方案在围手术期治疗效果的差异，证实 FLOT 方案中位无病生存期（DFS，30 个月 vs 18 个月，P=0.0036）和中位总体生存期（OS，50 个月 vs 35 个月，P=0.012）均显著优于 ECF/ECX 方案，但三药联合方案不良反应发生率也相对较高。韩国的 PRODIGY 研究确定了 DOS 方案作为胃癌新辅助治疗的疗效，新辅助化疗显著改善患者 3 年 DFS（66.3% vs 60.2%，P=0.023）。我国开展的 RESOLVE 和 RESONANCE 研究确定了 SOX 方案在胃癌围手术期的治疗地位，均提示 SOX 新辅助化疗具有优越的 R0 切除率和病理完全缓解率。

　　因此，2022 年中国临床肿瘤学会（CSCO）指南中针对Ⅲ期非食管胃结合部腺癌，新辅助治疗方案中，SOX 方案为Ⅰ级推荐，DOS 和 FLOT 方案为Ⅱ级推荐。

　　老王选择了 SOX 方案作为围手术期化疗方案，并顺利进行了胃癌 D2 根治术，手术很顺利。老王术后恢复的很快，对化疗也基本耐受，并没有出现很严重的不良反应。围手术期化疗顺利完成。

手术做完了，化疗也结束了，我是不是就不用再来医院了？

　　当然不是，手术的目的是把肿瘤老巢端掉，化疗的目的是消灭潜在的残留的微小肿瘤。但是这并不是说我们的治疗就结束了，因为肿瘤还有可能卷土重来。所以我们要定期复查，这在某种程度上也算是未雨绸缪。

　　老王听了虽然有些许沮丧，但是仍和我们约定好每3个月来医院随访一次，定期化验肿瘤标志物、复查 CT 及胃镜等。

二、一线抗战

老王按照约定如期来复查，美好的日子就这样静悄悄地过了两年。

这一天老王带着他的验血报告和 CT 检查报告来找我，报告显示老王的病情复发了。接下来一线治疗的战役就要打响了……

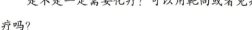

是不是一定需要化疗？可以用靶向或者免疫治疗吗？

虽然现在靶向及免疫治疗发展很迅速，但是化疗药物可以直接杀灭肿瘤细胞，所以化疗仍是目前治疗肿瘤的主要手段之一。到目前为止，晚期胃癌一线治疗相关的临床研究中，并没有证实

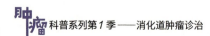

单独应用靶向药物优于当前的胃癌标准治疗方案，所以并不推荐靶向治疗作为胃癌的一线治疗。患者HER2 表达阴性，也不需要抗 HER2 靶向治疗。

　　胃癌一线免疫治疗是可以考虑的。最新的 ATTRACTION-4 和 CheckMate-649 研究均显示，无论 CPS（联合阳性评分，提示肿瘤微环境是否有免疫细胞浸润）多少，所有入组人群均能从免疫联合化疗中获益。这表明不论 PD-1/PD-L1 表达水平如何，胃癌一线治疗都可以考虑直接选用 PD-1/PD-L1 抑制剂。但更多的证据支持 CPS 越高，胃癌患者越可能从免疫治疗中获益。其他的预测免疫治疗的生物标志物，如 TMB、MSI 等，也具有一定的临床指导价值。

PD-1 和 PD-L1 抑制剂是什么？两者有区别吗？

　　PD-1（程序性死亡受体 1）和 PD-L1（程序性死亡受体配体 1）是受体和配体的关系。简单点讲，肿瘤细胞上表达 PD-L1，免疫细胞上表达

PD-1。正常情况下，免疫细胞可以识别并杀伤肿瘤细胞，但是当肿瘤细胞通过表达 PD-L1 进行伪装后，就能躲避免疫细胞的杀伤，称之为免疫逃逸。PD-1/PD-L1 检查点抑制剂不是增强机体免疫反应，而是让肿瘤发病过程中出现缺陷的免疫系统恢复正常。PD-1 和 PD-L1 抑制剂在本质上并无区别，作用机制是一样的，只是作用靶点不一样。

进口的和国产的免疫检查点抑制剂有区别吗？

目前 PD-1 抑制剂种类比较多，进口药有两种：K 药（帕博利株单抗）和 O 药（纳武利尤单抗）；国产药种类比较多：特瑞普利单抗、信迪利单抗、卡瑞利珠单抗、替雷利珠单抗、派安普利单抗和斯鲁利单抗。PD-L1 抑制剂有度伐利尤单抗、阿替利珠单抗和恩沃利单抗。进口药和国产药质量均无问题，不良反应上略有差异，在不同类型的肿瘤中发挥的治疗效果也不一样。根据临床研究结论的循证医学证据，选择正确的药物即可。

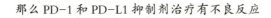

那么 PD-1 和 PD-L1 抑制剂治疗有不良反应吗?

不良反应也是有的，但是相对来说没有化疗药物的毒性大。应用免疫治疗需要在治疗前完善相关检查，主要排查自身免疫性和病毒性疾病。最需要排查的是艾滋病、病毒性肝炎和结核菌感染等。一般来说，我们需要把患者的肝炎病毒定量控制在一定范围内才会给患者进行免疫治疗，而有艾滋病和活动性结核细菌感染并不适合进行免疫治疗。目前，临床上仅发现极少部分患者可能会出现比较严重的不良反应，比如免疫性心肌炎、免疫性肺炎、免疫性肝炎和免疫性肠炎等。这些不良反应可以出现在应用 PD-1/PD-L1 抑制剂的任何时间，甚至有患者停药后还会出现相关不良反应。

三、PD-1 治疗，真的无敌吗？

过去的 10 年，是免疫治疗飞速发展的 10 年。免疫检查点抑制剂为主的免疫治疗在肿瘤的治疗中逐渐显山露水。但是，胃癌中 PD-1/PD-L1 抑制剂治疗，真的无敌吗？

什么是免疫检查点抑制剂？

PD-1 是程序性死亡受体 1，主要表达于 T 细胞表面，是一种重要的免疫抑制分子。正常人体细胞表面也会表达 PD-1 的配体（包括 PD-L1 和 PD-L2，其中 PD-L1 是 PD-1 的主要配体）。正常人体细胞表面的 PD-L1 与免疫细胞表达的 PD-1 结合后，可使免疫细胞失去攻击能力，避免免疫细胞杀伤人体正常细胞，以此来调控人体的免疫平衡。狡猾的肿瘤细胞为了逃避免疫细胞的杀伤，其表面也表达 PD-L1，诱使免疫细胞表达的 PD-1 与肿瘤细胞表达的 PD-L1 结合，致使免疫细胞功能失活，肿瘤细胞就此逃脱免疫细胞的杀伤。抗 PD-1/PD-L1 抗体就是指针对 PD-1/PD-L1 检查点的抑制剂，可以识别肿瘤细胞对免疫细胞的迷惑作用并进行阻断，促使免疫细胞发挥应有的识别及杀伤作用，进而消灭肿瘤细胞。除了 PD-1/PD-L1 抑制剂外，还有 CTLA-4 抑制剂，以及针对 PD-1/CTLA-4 的双靶点抑制剂卡度尼利单抗。

 胃癌什么情况下可以用免疫治疗？

目前尚没有免疫检查点抑制剂在胃癌新辅助和辅助治疗中的循证证据。在新辅助治疗中有小样本的单臂临床研究结果，在术后辅助治疗中的研究目前正在进行。所以，免疫检查点抑制剂主要用于胃癌的姑息性治疗。

用 PD-1/PD-L1 抑制剂可以提高胃癌患者的生存时间吗？

用 PD-1/PD-L1 抑制剂可以提高生存时间。CheckMate-649 研究显示，在胃癌中 PD-1 抑制剂联合化疗比单纯化疗显著提升患者总体生存期（OS，13.8 个月 vs 11.6 个月）以及无进展生存期（PFS，7.7 个月 vs 6.9 个月）。我国研究者发起的 ORIENT-16 研究也表明相比于单纯化疗，PD-1 抑制剂联合化疗可显著提升胃癌患者的总生存期（15.2 个月 vs 12.3 个月）和无进展生存期（7.1 个月 vs 5.7 个月）。

使用 PD-1/PD-L1 抑制剂有无相关标志物？

一般来说，PD-1 或 PD-L1 表达越高，也就是其肿瘤细胞阳性比例评分（TPS）或联合阳性分数（CPS）评分越高，越可能从 PD-1/PD-L1

 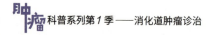

抑制剂的治疗中获益。但是，CheckMate-649 和 ORIENT-16研究显示，不论 PD-L1 CPS 表达情况如何，胃癌患者均可以从 PD-1/PD-L1 抑制剂治疗中获益。

 CheckMate-649 和 ORIENT-16 研究的亮点是什么？

  CheckMate-649 是一项全球、多中心、随机对照的Ⅲ期临床研究。目的是比较纳武利尤单抗联合化疗方案与单纯化疗作为一线方案治疗晚期 HER2 阴性胃癌的疗效。CheckMate-649 研究从 2017 年 3 月开始，至 2019 年 4 月入组结束，共有 175 家医院参与，2687 例患者参与试验筛选，最后 1581 例患者按 1 : 1 成功入组，包括实验组（纳武利尤单抗联合 XELOX/FOLFOX）789 例和对照组（XELOX/FOLFOX）792 例。该研究结果显示，胃癌患者 OS 在纳武利尤单抗联合化疗治疗组较对照组提升 2.2 个月。ORIENT-16 研究将信迪利单抗联合化疗（XT=327 例）和单纯化疗（XT=323 例）进行比较，研究显示全部胃癌患者均可以从联合治疗中获益，尤其是 PD-L1 CPS ≥ 5 的人群获益更明显（OS，18.4 个月 vs 12.9 个月；PFS，7.7 个月 vs 5.8 个月）。

 胃癌中免疫治疗与靶向治疗哪种好？

　　不能简单比较免疫治疗与靶向治疗孰优孰劣。在胃癌中并没有单纯比较免疫治疗与靶向治疗的研究。目前，胃癌中的靶向治疗主要是针对 HER2 这个靶点，免疫治疗主要是针对 PD-1/PD-L1。对于 HER2 阴性的胃癌患者建议加用免疫治疗，对于 HER2 阳性的胃癌患者建议加用抗 HER2 的靶向治疗；至于 HER2 阳性的胃癌患者是否可以从免疫治疗中获益，我们继续期待 KEYNOTE-811 的临床研究数据。胃癌中其他靶点的抑制剂如 Claudin18.2、FGFR 等也值得关注。

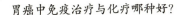 胃癌中免疫治疗与化疗哪种好？

同样的，也不能简单评判胃癌中免疫治疗和化疗哪个效果更好。除了针对 dMMR/MSI-H 的人群，建议免疫治疗单药应用外，其他胃癌人群建议化疗与免疫治疗的联合应用。

 目前有可以替代 PD-1/PD-L1 抑制剂的免疫治疗药物吗？

目前 PD-1/PD-L1 抑制剂仍是指南推荐的主要免疫治疗药物，用于胃癌一线治疗。虽然 PD-1/PD-L1 抑制剂的应用显著提升了胃癌患者的生存时间，但是晚期胃癌患者的总生存期仍相对较短。因此，仍亟待新的药物或治疗模式来提升治疗效果。目前已经有针对 PD-1/CTLA-4 的双特异性抗体治疗胃癌的研究。一项关于卡度尼利单抗的Ⅱ期临床研究，旨在评估卡度尼利单抗联合化疗作为一线方案治疗胃 / 胃食管交界部癌患者的安全性和有效性。该研究显示卡度尼利单抗安全性可控，客观反应率为 65.9%，中位 PFS 为 7.1 个月，中位 OS 为 17.4 个月。但是，卡度尼利单抗在胃癌中的治疗效果仍需进一步的Ⅲ期临床研究数据加以证实。

四、胃癌靶向治疗知多少？

你知道胃癌的治疗靶点有哪些吗？胃癌最成熟的治疗靶点又是哪个呢？现在就来说说胃癌的靶向治疗。

什么是靶向治疗？

靶向治疗，也称为分子靶向治疗，指抗肿瘤药物通过与相对应靶点进行结合，干扰信号通路的传导，从而达到抑制肿瘤发展及转移的治疗手段。简单来讲，可以将靶向药物和相应靶点形象比喻为钥匙和锁的关系，针对特定靶点的药物就好比钥匙，只有这把"钥匙"刚好和靶点匹配，才能将这个"锁"打开。所以，并不是所有的胃癌患者都可以进行靶向治疗，在进行靶向治疗前通常需要先进行靶点检测，明确存在相对应靶点后才能进行精准靶向治疗。

胃癌中最成熟的靶点是什么？

目前，胃癌中最成熟的治疗靶点是 HER2（人表皮生长因子受体 2），属于原癌基因。我国胃癌中 HER2 阳性比例约为 12%~13%。

针对 HER2 有哪些靶向药？

胃癌抗 HER2 的靶向药主要有三大类。一类是大分子的抗体，如曲妥珠单抗，其依据来源于 ToGA 临床研究。第二类是针对 HER2 的小分子酪氨酸激酶抑制剂（TKI），如拉帕替尼。第三类是抗体偶连（ADC）药物，如 T–DM1（恩美曲妥珠单抗）、DS-8201（T-DXd）和 RC-48（维迪西妥单抗）。

能简单讲解下什么是 ToGA 研究吗？

ToGA 研究是一项国际、多中心、随机对照的 III 期临床研究。共有 3807 例晚期胃 / 胃食管连接部腺癌患者参与筛选，最终入组 594 例 HER2 阳性（HER2 免疫组化 3+ 或 FISH 阳性）患者。按 1:1 随机分为联合治疗组（曲妥珠单抗联合顺铂及 5-FU 或卡培他滨）和单纯化疗组，共进行 6 个周期的治疗。联合治疗组曲妥珠单抗维持应用至疾病进展。中位随访时间达到 17.1 个月。结果显示，中位总体生存期在联合治疗组较单纯化疗组显著延长（13.5 个月 vs 11.1 个月，XT=0.0048），两组的客观有效率分别为 47.3% 和 34.5%。ToGA 研究证实曲妥珠单抗可以显著提高 HER2 阳性胃癌患者的生存时间，被中国临床肿瘤协会（CSCO）指南推荐用于 HER2 阳性胃癌的一线治疗。

胃癌患者可以进行靶向抗血管治疗吗？

通常来讲，绝大多数实体肿瘤都表现为富血供，所以理论上讲大部分肿瘤都可以通过抗血管内皮生长因子（VEGF）治疗获益。针对 VEGF 的靶向治疗也是胃癌中比较常用的治疗方式。VEGF 能够促进肿瘤新生血管生成并能提高血管通透性。胃癌抗 VEGF 靶向治疗主要有两种：一种是大分子抗体，如二线治疗推荐的雷莫芦单抗，可阻断 VEGF 配体和受体（VEGFR）的结合，是作用于 VEGFR-2 的新型抗体药物；另一种针对 VEGFR 的小分子 TKI，如三线治疗推荐的阿帕替尼，可竞争性结合细胞内酪氨酸 ATP 结合位点，进而阻断信号通路的传导。目前抗 VEGF 药物主要用于胃癌的二、三线治疗。

胃癌中还有可以进行治疗的靶点吗?

目前已有的临床研究数据初步显示，抗Claudin 18.2 治疗可以使部分胃癌患者获益。SPOTLIGHT 研究和 FAST 研究均显示针对Claudin 18.2 的靶向药物可以提升胃癌患者的疗效。Claudin 18.2 的作用是维持并控制细胞间分子交换的紧密连接，可以起屏障作用。Claudin 18.2 在正常组织中几乎不表达，在胃癌中阳性表达率为 60%~80%，这使得 Claudin 18.2 也成为一个潜在的胃癌治疗靶点。目前针对 Claudin 18.2 主要有四大类药物：单克隆抗体、ADC 药物、双特异性抗体和 CAR-T。

除此之外，针对表皮生长因子受体（EGFR）的单抗如帕尼单抗、西妥昔单抗等在胃癌中也有一定的效果。还有 MET、FGFR 等少见靶点，也可以用于胃癌的靶向治疗。

在胃癌的治疗中，仅仅通过靶向治疗并不能达到特别好的治疗效果，需要根据个体化情况进行靶向、免疫和（或）化疗药物的联合应用，才有望达到最佳疗效，但是需要密切关注这些药物可能带来的不良反应。

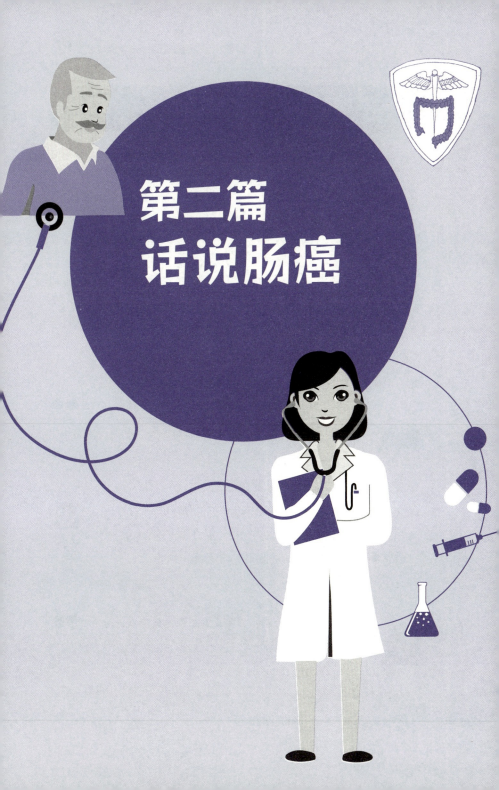

第二篇
话说肠癌

一、"肠"伴左右

人体有很多器官都是分左右的，比如左手和右手、左肺和右肺、左心房和右心房。

但是，你知道吗？虽然人的肠子只有一根，其实也是可以分为左半结肠和右半结肠的。

灵灵张，你看报告上写着右半结肠肠壁增厚，难道人有左右手，肠也分左右？

还真是。虽然解剖学上结肠分为盲肠、升结肠、横结肠、降结肠和乙状结肠，但在我们临床上，通常将结肠分为左半结肠和右半结肠。

左一半、右一半，那就是直接沿人体中线一分为二喽？

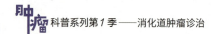

不是这样的。我们把横结肠的左 1/3、降结肠和乙状结肠称为左半结肠；盲肠、升结肠和横结肠的右 2/3 称为右半结肠。

你们好奇怪，平均分配不简单吗，为啥非要偏着分？

这主要是根据它们的起源、血供及生理学上的差异进行划分的：①起源不同：左半结肠来源于胚胎期的后原肠，与膀胱和尿道同源；右半结肠来源于胚胎的中原肠，与空回肠同源。②血供不同：左半结肠的供血动脉是肠系膜下动脉，通过肠系膜下静脉汇入脾静脉，然后再通过门静脉左支进入到左半肝；右半结肠的供血动脉是肠系膜上动脉，通过肠系膜上静脉大部分回流到右半肝。③生理功能不同：左半结肠肠腔偏狭小，因水分被吸收及贮存大便，肠内容物成形且较干硬，呈半固态；右半结肠肠腔较大，肠壁薄易扩张，含有较多水分和电解质，肠内容物多呈液态或半液态。所以，左半、右半结肠的划分，并不是简单的根据它们的空间位置来定的。

那左半结肠癌和右半结肠癌的临床表现有不一样吗？

左半结肠癌起病多表现为排便习惯的改变、便血，症状出现的时间相对较早，所以发现的也就较早，多见于男性和年轻患者；右半结肠癌以腹部包块、乏力、贫血等全身症状起病，起病较隐匿，所以发现的也就较晚，多见于女性和高龄患者。

左半结肠癌和右半结肠癌预后有差别吗？

由于右半结肠癌早期症状不明显，临床发现常比较晚，一般来说，右半结肠癌的预后比左半

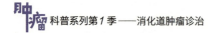

结肠癌要差。另外，左半结肠癌多为中分化腺癌，右半结肠癌多为低分化腺癌、分化差的黏液腺癌和印戒细胞癌，这也是右半结肠癌预后差的原因。

 左半结肠癌和右半结肠癌治疗上有什么区别吗？

当然有！在左半结肠和右半结肠癌的治疗中，最经典的莫过于西妥昔单抗和贝伐珠单抗之争。对于 RAS/BRAF 基因野生型的患者，西妥昔单抗（抗 EGFR 单抗）的疗效与肿瘤部位存在明显的相关性。CALGB/SWOG 80405 和 FIRE-3 研究比较了左半结肠癌和右半结肠癌进行化疗联合西妥昔单抗或贝伐珠单抗后的临床疗效。在左半结肠癌中，西妥昔单抗的治疗效果优于贝伐珠单抗；但在右半结肠癌，西妥昔单抗却不如贝伐珠单抗。也就是说，在 RAS 基因野生型结肠癌的一线治疗方案中，左半结肠癌推荐西妥昔单抗联合化疗，右半结肠癌推荐贝伐珠单抗联合化疗。左半结肠和右半结肠癌在化疗方案的选择上并没有差别。

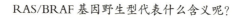

RAS/BRAF 基因野生型代表什么含义呢？

　　首先需要了解的是，结肠癌的发生受 EGFR 信号通路调控。RAS/BRAF 基因野生型说明 EGFR/RAS/BRAF 信号通路通畅，这种情况下应用抗 EGFR 单抗（西妥昔单抗）可阻断该信号通路的信号传递，阻止结肠癌细胞的进一步增殖。RAS 及 BRAF 均为野生型患者，可考虑行西妥昔单抗治疗。RAS 和 BRAF 基因突变的常规检测位点包括 KRAS 和 NRAS 基因的第 2、3、4 号外显子及 BRAF 基因第 15 号外显子的 V600E 位点。

RAS/BRAF 基因状态和结肠癌患者的预后具有相关性吗？

　　RAS/BRAF 基因突变的患者通常预后相对较差，但是越来越多的针对 RAS、BRAF 基因的靶向药正被研发出来，相信能够使更多的患者从中受益。

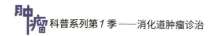

二、造瘘袋接住的人生

肠造瘘口，又称人造肛门，有人把它看作是梦魇一样的存在，说是失去了人活着的那份体面；但也有人认为它是支撑生命的最后一丝信念，虽然艰难却兜住了生命的不堪。

所谓自古万事难两全……

灵灵张，我听说隔壁有人肠梗阻了，说是结肠癌导致的，是吗？

结肠癌合并肠梗阻是临床上常见的急腹症之一。约有 30% 肠梗阻患者是由结直肠癌引起的，有 10%~30% 结直肠癌患者是因出现肠梗阻症状而首次就诊。

既然是结肠癌引起的肠梗阻，直接把肿瘤切掉，肠梗阻不就解决了吗？为什么他却做了肠造瘘手术呢？

　　这种情况往往是因为肿瘤负荷比较大，直接手术不能将肿瘤切除干净。如果不能彻底将肿瘤切除的话，外科医生往往会选择在肠道肿瘤的近端进行肠造瘘术，把肿瘤旷置起来。这样粪便会通过肠造瘘口排出，远端梗阻的肠道被弃置，一方面可以立马缓解肠梗阻症状；另一方面，这种手术创伤比常规肿瘤切除的损伤小，患者身体恢复比较快，能尽快进行化疗。因为肠道肿瘤一般增殖比较迅速，越早进行化疗，其抗肿瘤效果也相对越好。

医生说这种造瘘口将来有可能还纳？是真的吗？

　　如果该患者对化疗比较敏感，肿瘤退缩效果比较好，这种化疗就好比是转化治疗，将来可以通过手术将肿瘤彻底切除，那么造瘘口是可以还纳的，能恢复正常排便的生理功能。

同样是结直肠肿瘤，为什么有的病人医生会建议行肠造瘘术呢？

　　上面这种情况其实临床上相对比较少见，大部分的肠造瘘术是针对低位直肠癌的患者。低位直肠癌一般指肿瘤距肛缘 5cm（也有学者认为是距齿状线 5cm 以内），约占直肠癌的 65％~75％。只有直肠癌远端的切除长度能够达到 2cm 以上才能够行保肛手术，否则往往就需要行永久性腹壁肠造瘘术及直肠癌根治术。

　　腹会阴联合切除术（Miles 术）是最经典的低位直肠癌手术方式，需要在腹壁进行肠造瘘术。肠造瘘术通过腹壁开口将肠管拉至开口外方，翻转后将肠管缝于腹壁处形成肠造口。

　　造瘘口外接造瘘袋用于收集粪液，首先需要根据造口大小选择合适规格的造瘘袋；造瘘袋应根据情况及时更换，一般造瘘袋内粪便量超过

1/2 时应进行更换，避免粪液外渗侵蚀皮肤；可选择透明造瘘袋，方便观察粪便颜色及性状。造瘘口黏膜可用生理盐水棉球每日进行擦洗，保持干燥清洁。为避免造口狭窄，可在专业人员指导下扩张造口，一般每天 1~2 次，每次约 2 ~ 3 分钟为宜。饮食上尽可能保持高蛋白、高热量和低纤维的饮食结构，另需忌生冷坚硬的食物。为避免异味，可以尝试在造瘘袋内放置适量清新剂。

虽然肠造瘘术是不得已的选择，却是生命得以继续的见证。

造瘘袋内承接的是生命的暗流涌动，造瘘袋外理应是我们继续绽放的精彩人生啊！

老王若有所思，嘴里念叨着：谁又不是一边经受磨难、一边自我治愈呢……

三、何处是直肠？

结肠是分左右的，可直肠就一段，终究无法再细分了吧。真的是这样吗？

虽然直肠不分左右，但是直肠却是分高、中、低位的，这个你知道吗？

 直肠是直的吗？

顾名思义，直肠是直的，与人体的纵轴基本呈平行状态。但是，直肠有它自己的弯曲弧度。在矢状面和额状面有不同程度的弯曲。

 直肠有多长？

直肠是消化道的末端，位于盆腔底部，上端平第 3 骶骨上缘平面，与乙状结肠相连，向下沿骶尾骨屈曲，穿过盆底，终于齿线，与肛管连接，长约 12~15cm。由于个体差异，直肠的具体长度可能存在些许不同。临床上通常将肛缘认为是直肠的最远端。因此，直肠一般指距肛门 15cm 以内的区域。

直肠的生理功能是什么？

直肠有排便、吸收和分泌功能。可以吸收少量的水、盐、葡萄糖和一部分药物，也可分泌少量黏液以利排便。在正常情况下，直肠内无粪便，肛管呈关闭状态。

如何划分直肠的高、中、低位？

 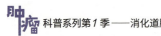

高、中、低位主要根据直肠癌发生的解剖位置划分。通常认为距肛门边缘 0～5cm 部分是低位直肠癌（肛管大约 2cm，所以低位直肠癌解剖学长度仅 3cm 左右）；距肛门边缘 5～10cm 是中位直肠癌；距肛门边缘 10~15cm 是高位直肠癌。

划分高中低位直肠癌有何用处？

　　不同位置的直肠癌治疗模式存在差异。由于肿瘤的安全切缘至少要距肿瘤边缘 2cm 以上，加上保留肛门功能需要保存肛门括约肌。所以，一般来说高位直肠癌通常可以行保肛手术；低位直肠癌，行保肛手术难度大，一般需要行肠造口术。中位直肠癌是否可行保肛手术，需要根据肿瘤的大小进行评估。如果偏中低位且肿瘤比较大，也不建议行保肛手术。目前，一些本来不能行保肛手术的患者在新辅助治疗后，肿瘤退缩良好的情况下，也可行保肛手术。

直肠癌有无高危因素？

约 70% 的肠癌是由腺瘤性息肉演变而来，约 30% 是由于基因突变引起。如炎性肠病、饮食因素、年龄、肥胖、吸烟、遗传及家族史等都是肠癌的高危因素。

直肠癌可以预防吗？

合理膳食结构可以有效预防直肠癌的发生，比如增加新鲜蔬菜水果的食用量、少吃或不吃腌制食品、戒烟戒酒、保持规律作息、适度运动，避免久坐。腺瘤性息肉和炎性肠病等要及早治疗，避免其发生恶化。

直肠癌症状有哪些？

直肠癌的主要症状有直肠刺激症状，如便意频繁、排便习惯改变、肛门下坠感、排便不尽感等。出现最多的症状是便血，其次是大便形状改变、便秘或便频等。如果癌肿破溃出血，可出现便血（鲜血或者柏油样便）；肠腔狭窄可引起肠梗阻；侵犯周围脏器可引起侵犯脏器的症状，如侵犯膀胱及尿道可引起小便增多及血尿，侵犯子宫阴道可致阴道分泌物增多，向后侵犯骶前神经出现持续性疼痛。

明确直肠癌需要做哪些检查？

　　粪便潜血试验、消化道肿瘤标志物化验等有助于早期发现。直肠指诊简单方便，可用于肛门直肠的初诊评估。直肠 MRI 有助于明确癌肿侵犯范围，CT 或 PET-CT 有助于肿瘤分期。建议40 岁以上人群完善肠镜检查。普通人群每 5 至10 年做一次肠镜检查即可。肠癌术后患者建议手术后 1 年内复查肠镜，如果术后肠镜未见异常，可以后续每3至5年做一次肠镜检查。对于有肠癌家族史的人群，特别是家族成员中有遗传性腺瘤病或者Lynch综合征等疾病的，则要从青年时期开始每隔1至2年行肠镜检查。

直肠癌的预后如何？

直肠癌的预后和分期有关，Ⅰ期患者5年生存率为90%，Ⅱ～Ⅲ期患者5年生存率约为70%，Ⅳ期患者5年生存率仅约为30%。所以，早发现、早诊断、早治疗可以有效提高直肠癌的治疗效果及预后转归。

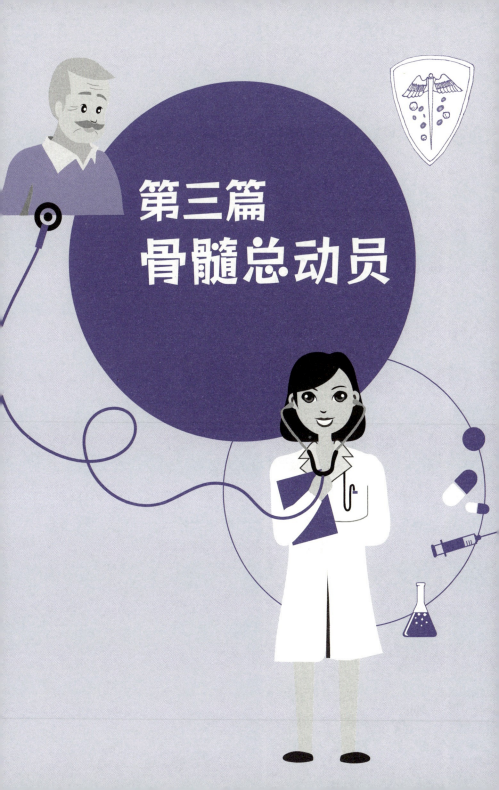

第三篇
骨髓总动员

"骨髓氏家族"，自盘古开天地女娲造人起，便主宰人的血供。骨髓氏一脉，且不说位居中央的骨髓能源源不断地为人体储备各种细胞，单就游历于人体各处的"三员大将"，便足以令世间各种妖魔闻风丧胆。

　　鼎鼎大名的"骨髓氏三将"便是：

　　杀伐果断的白将军——白细胞

　　赤胆忠心的红娘子——红细胞

　　以一敌万的板儿哥——血小板。

　　但，将在外军令有所不受，号称"骨髓氏三杰"的他们，也有不在状态的时候。

　　今天我们就先听听"白将军"的故事……

一、"白将军"去哪了？

灵灵张，为什么在化疗期间你总是让我去化验血常规呢？

化疗药在杀伤肿瘤细胞的同时，通常也会抑制骨髓正常的造血功能，表现为外周血细胞的减少。其中最容易受影响的就是白细胞，因为白细胞的半衰期比较短，通常为 6~8 小时，需要骨髓不停的产生新的白细胞供应。当骨髓功能受到抑制后，就不能产生新的白细胞，所以外周血中白细胞就会降低。

白细胞是什么，有什么功能呢？

白细胞可以说是人体的安全卫士，能够抵御外界细菌、病毒等的侵犯，因而享有杀伐果断的"白将军"的威名。白细胞并不是单一的群体，根据形态、功能等可分为粒细胞、单核细胞和淋巴细胞。其中所含比例最高的就是中性粒细胞，它是最具有防御外敌作用的细胞，也是最常受到化疗所致骨髓抑制的细胞。

化疗后一般多久会出现白细胞减少呢？

　　不同的化疗药引起骨髓抑制的时间也不同。细胞周期特异性药物（如紫杉醇、氟尿嘧啶、吉西他滨等），一般在化疗后第 7 ~ 14 天白细胞出现低谷，第 14 ~ 21 天白细胞恢复。而细胞周期非特异性药物（如阿霉素、环磷酰胺等），通常在化疗后第 10 ~ 14 天发生白细胞减少，21 ~ 24 天白细胞恢复。这也是我们的化疗方案间隔时间不甚相同的原因。

为什么中性粒细胞减少时医生特别担心病人出现发热呢？

化疗后的骨髓抑制按外周血中白细胞或中性粒细胞数目分为Ⅰ至Ⅳ级（如表1所示）。

表1 骨髓抑制分级（白细胞/中性粒细胞分级）

（×10⁹/L）	Ⅰ级	Ⅱ级	Ⅲ级	Ⅳ级
白细胞	<正常值下限~3.0	<3.0~2.0	<2.0~1.0	<1.0
中性粒细胞	<正常值下限~1.5	<1.5~1.0	<1.0~0.5	<0.5

中性粒细胞减少到达Ⅲ级及以上时（<1.0×10⁹/L），机体的抵抗力就会降低，如若不及时处理很容易并发感染。患者外周血中性粒细胞绝对计数（ANC）<0.5×10⁹/L或预计48小时后ANC<0.5×10⁹/L，称为粒细胞缺乏症，简称粒缺。当患者口腔温度单次测定≥38.3℃（腋温≥38.0℃）或≥38.0℃（腋温≥37.7℃）持续超过1小时，这种情况称为粒缺伴发热，是最严重的粒细胞减少状态。粒缺伴发热患者中，

感染或隐性感染的发生率 > 60%，菌血症的发生率 > 20%，在实体瘤患者中的致死率约为 80%。

 白细胞减少要如何处理呢？

　　通常 I 级中性粒细胞减少可以口服升白药；而出现 II 级及以上，特别是 III 和 IV 级中性粒细胞减少，需要应用药物刺激骨髓造血组织的增殖、分化和活化，临床最常用的是重组人粒细胞集落刺激因子（rhG-CSF）。

　　rhG-CSF 有短效和长效之分，rhG-CSF（短效）一般按 $5 \sim 10 \mu g/kg$ 皮下注射，待 ANC 回升至 $2.0 \times 10^9/L$ 以上时停用。聚乙二醇重组人粒细胞刺激因子（PEG-rhG-CSF）属于长效 rhG-CSF，建议在使用化疗药物结束 24 小时后使用，推荐剂量 $100 \mu g/kg$，适用于双周或三周方案，不适用于单周方案。

　　rhG-CSF 的应用可分为一级预防和二级预防。一级预防指根据化疗方案可能导致粒细胞减少的级别，预防性应用 rhG–CSF。二级预防是指既往化疗周期中患者发生过严重粒细胞减少或剂量限制性中性粒细胞减少事件，则可以考虑预防性使用 rhG–CSF。

在外敌面前，"白将军"总能杀伐果断，守护人体的一片江山。但是，"白将军"也不是万能的，当他疲惫的时候，也需要我们给予呵护。

二、"红娘子"不能瘦

医生，我最近总感觉乏力、无精打采，别人说我是不是贫血了，建议我来医院看看。

看您口唇、眼结膜发白，可能是贫血了，您去化验个血常规看看血红蛋白的水平如何吧。

血红蛋白 95g/L 算贫血吗？

您这是轻度贫血。临床上最常用的贫血分级如表 2 所示。

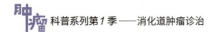
科普系列第 1 季——消化道肿瘤诊治

表 2 骨髓抑制分级（血红蛋白分级）

血红蛋白 Hb	I 级（轻度）	II 级（中度）	III 级（重度）	IV 级（极重度）
（g/L）	<正常值下限~90	<90~60	<60~30	<30

贫血是怎么引起的呢？

　　肿瘤患者很容易出现贫血。贫血常见的原因有红细胞生成不足（比如缺乏造血原料叶酸、维生素 B12 或血清铁等）、红细胞破坏过多和失血。肿瘤患者的贫血可能是肿瘤本身消耗所致，如肿瘤侵犯骨髓、抑制红系细胞的增殖分化；产生抗红细胞抗体或补体，导致红细胞寿命缩短、破坏过多；抑制促红细胞生成素产生；铁代谢障碍；血红蛋白合成原料的吸收障碍等；也可能是抗肿瘤治疗导致的贫血，如化疗药物引起的骨髓抑制。

贫血是不是就要补铁呢？

30%~60% 的肿瘤患者表现出绝对性铁缺乏（铁蛋白 ≤ 30μg/L 且转铁蛋白饱和度 <20%）。对铁缺乏性贫血需补充铁剂等造血原料，特别是胃肠道肿瘤患者存在铁吸收障碍，因此口服（如琥珀酸亚铁）或静脉补充铁剂（如右旋糖酐铁）是最常用也是最经济有效的纠正贫血的方法。

那怎么知道我是不是缺铁性贫血呢？

　　缺铁性贫血一般为小细胞低色素性贫血，通过血化验和 / 或骨髓涂片可诊断。实验室诊断：血清铁蛋白 <14μg/L，血清铁 <8.95μmol/L，总铁结合力 >64.44μmol/L；转铁蛋白饱和度 <15%。骨髓铁染色消失，铁粒幼细胞 <15%。

贫血还有其他治疗方法吗？

除了补充铁剂外，还可以多食用动物肝脏类、瘦肉等食物。重组人促红细胞生成素（rhEPO）是临床常用的治疗贫血的药物。rhEPO 是一种糖蛋白激素，生理状态下由肾脏近球细胞分泌而来，能够刺激骨髓造血细胞促进红细胞祖细胞的生成，同时对红系细胞的凋亡有抑制作用。rhEPO 主要通过与骨髓红系祖细胞表面的特异性促红细胞生成素（EPO）受体形成二聚体，再通过信号传导途径调节红系血细胞的增殖和分化，通过加速骨髓红系造血的恢复进而提升血红蛋白水平。rhEPO 的用法用量为 150 IU/kg 或 10 000 IU，每周 3 次，或 36 000 IU 每周 1 次皮下注射，一个疗程 4 ~ 6 周，并需根据情况补充铁剂。但是 rhEPO 可增加静脉血栓的发生风险，因此，临床应用需要仔细权衡利弊。如果达到重度或极重度贫血（血红蛋白 <60g/L），或者短期内血红蛋白急剧下降考虑活动性出血者，可考虑输注红细胞悬液进行纠正。但对急性出血，找到并积极治疗出血病灶、快速止血才是关键。

三、"板儿哥"要罢工

 灵灵张，我身上最近出现了好几处淤青，你快帮我看看吧！

你还有其他症状吗？比如牙龈出血、鼻衄之类的。快去化验个血常规吧。

 什么是血小板？为什么我的血小板减少了呢？

血小板是从骨髓成熟的巨核细胞胞浆裂解脱落下来的小块胞质，体积小，直径为 2 ~ 4 微米，呈双凸圆盘状，对机体的止血功能极为重要。用"一夫当关，万夫莫开"来形容血小板在出凝血

 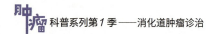

中的作用，一点也不为过。您身上的淤青块就是因为血小板减少导致的。

化疗所致血小板减少症是一种常见的化疗药物剂量限制性毒性反应，可能导致化疗药物剂量降低或化疗时间延迟，甚至可能导致出血事件发生。

血小板 $70 \times 10^9/L$，是不是很严重了呢？

您这是出现了 II 级血小板减少，需要进行治疗。具体分级标准如表 3 所示。

表 3 骨髓抑制分级（血小板分级）

血小板 (PLT)	I 级	II 级	III 级	IV 级
（×10⁹/L）	<正常值下限~75	<75~50	<50~25	<25

血小板减少该怎么治疗呢？

血小板减少的治疗主要是根据血小板减少的程度，应用促血小板生长因子或输注血小板。①当血小板出现 II 级及以上减少（$<75 \times 10^9$/L）时，可应用促血小板生长因子刺激骨髓造血干细胞和巨核祖细胞的成熟分化，诱导巨核细胞的成熟分化，促进血小板的生成。目前临床常用的促血小板生长因子主要有重组人白介素 –11（rhIL–11）和重组人血小板生成素（rhTPO）。rhIL–11 推荐剂量为 $50 \mu g$/kg，皮下注射，每日 1 次，可连续用药 7～14 天；rhTPO 推荐剂量 300U/kg，皮下注射，每日 1 次，可连续用药 14 天。用药过程中须监测血小板计数恢复至 100×10^9/L 以上，或绝对计数升高 $\geq 50 \times 10^9$/L 时即应停药。②当血小板低于一定阈值（$<10 \times 10^9$/L）时，及时有效的输注血小板是预防出血和治疗的关键。

临床上 rhIL–11 应用比较广泛，但须注意：① rhIL–11 主要经肾脏排泄，肾功能受损者须减量使用；② rhIL–11 会增加中老年患者发生心房颤动的风险，对有心脏病史者更应慎重使用；③ 既往有体液潴留、充血性心力衰竭、房性心律不齐或冠状动脉疾病史者，应慎用 rhIL–11。

rhTPO 是第一代重组人血小板生成素，刺激巨核细胞生长及分化，对巨核细胞生成的各阶段均有刺激作用，包括前体细胞的增殖和多倍体巨核细胞的发育及成熟，从而升高血小板数目。一般应用 rhTPO 后第 3 天巨核细胞出现倍增，第 5 天血小板开始上升，第 10 ~ 14 天达到峰值，第 28 天回落至基线水平。

罗米司汀、阿伐曲泊帕和海曲泊帕等是第二代重组人血小板生成素，又称为血小板生成素受体激动剂。罗米司汀是一种 TPO 模拟肽，与内源性 TPO 竞争性结合巨核细胞表面的 TPO 受体，从而起到促进血小板生成的作用。阿伐曲泊帕和海曲泊帕是一种小分子非肽类化合物口服药，与 TPO 功能相似但结合位点不同，不与内源性 TPO 竞争 TPO 受体、不产生 TPO 抗体且能增加 TPO 的效应。这类血小板生成素受体激动剂的不良反应主要是静脉血栓的发生风险增高。

血小板在出凝血调控过程中起着重要的作用，而抗肿瘤治疗的很多方案都会引起血小板减少，如奥沙利铂、吉西他滨以及抗血管生成类靶向药物的应用，所以需要我们时刻予以关注。因为如果"板儿哥"要罢工的话，后果很严重。

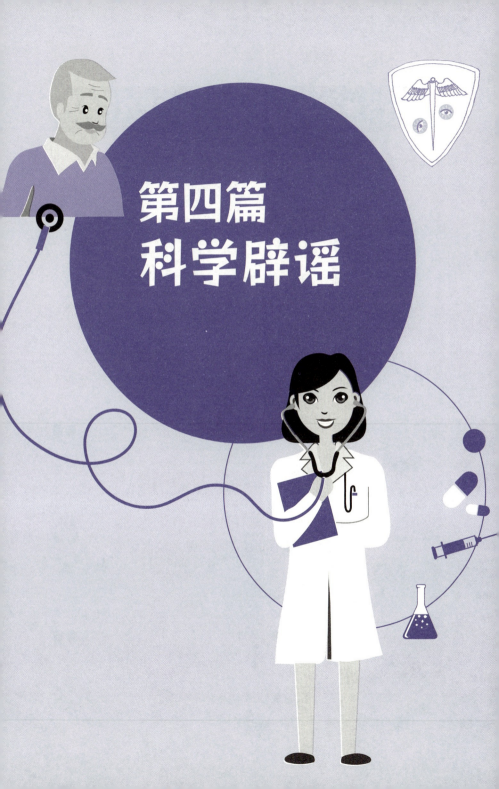

第四篇
科学辟谣

一、体检发现它升高，我是不是得了癌？

随着生活水平的提高，人们越来越重视自己的健康，体检成了健康生活的代名词。按理说这是好事，但是总是有那么几个指标惹得人心烦意乱。

肿瘤标志物——这个看起来就让人瑟瑟发抖的名字，一旦升高，人们就会万分焦急。那么，到底该如何看待肿瘤标志物呢？

 什么是肿瘤标志物？

肿瘤标志物是指由恶性肿瘤细胞分泌或脱落、肿瘤反应刺激正常宿主细胞分泌或脱落到体液或组织中的物质。

 如何检测肿瘤标志物？

 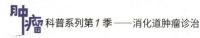

由于肿瘤标志物大多可以分泌至血液或体液中，所以可以通过对血液或体液进行检测，这样的方式相对来说比较方便、经济实惠且对身体创伤比较小。

检测肿瘤标志物有什么用？

因为肿瘤标志物是一类主要由肿瘤细胞产生的物质，通过检测肿瘤标志物可以对肿瘤进行早期筛查，其数值的波动能够在一定程度上反映肿瘤是否进展，还可以监测肿瘤对治疗的应答效果。

常用的肿瘤标志物有哪些？

临床上应用的肿瘤标志物比较多，但是比较常用的主要有以下几个：

（1）甲胎蛋白（AFP）是诊断原发性肝癌的

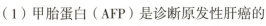

最佳标志物，是特异性比较高的肿瘤标志物。如果血清 AFP>400μg/L 持续 4 周，或 200~400μg/L 持续 8 周者需要警惕原发性肝癌的可能。

（2）癌胚抗原（CEA）是一种广谱肿瘤标志物，主要用于消化道肿瘤的辅助诊断，在胃肠道、肝细胞、鳞状上皮细胞、子宫内膜和前列腺等中均有表达。

（3）糖类抗原 199（CA199）主要用于作为胰腺癌诊断，相对来说特异性比较高。但是在胆囊癌等其他消化道肿瘤、一些良性疾病如胰腺炎、肝炎等疾病中也会升高。

（4）糖类抗原 125（CA125）主要用于卵巢癌的诊断，相对来说特异性比较高。但是在合并胸腹水患者、妊娠期和一些良性妇科疾病中也会升高。

（5）神经元特异性烯醇化酶（NSE）是神经源性细胞分泌的蛋白酶物质，主要用于小细胞肺癌的诊断。

（6）鳞状上皮细胞抗原（SCC）主要存在于鳞状上皮细胞的胞浆中，是鳞癌的肿瘤标志物，主要在宫颈鳞癌、肺鳞癌、食管鳞癌、头颈部鳞癌中表达升高。

（7）前列腺特异抗原（PSA）主要用于前列腺癌的诊断，相对来说特异性比较高。但是在前列腺增生、前列腺炎、肾脏和泌尿生殖系统的疾病中也会升高。

还有一些如糖类抗原 50、糖类抗原 724、糖类抗原 242 等也常会进行检测，主要与 CEA 等指标同时用于消化道肿瘤的辅助判断。

 肿瘤标志物升高是不是就要怀疑得了癌呢？

当然不是，前面也提到很多肿瘤标志物在正常细胞中也会分泌，所以在一些良性疾病或者正常组织中也会表达，所以不能单纯根据肿瘤标志物来进行肿瘤诊断。肿瘤的确诊需要结合影像学检查、病理学检查及临床病史等综合判断。很多进行常规体检的人群发现肿瘤标志物轻微升高，多数与劳累、饮食不健康、作息不规律有关，这种情况可以自行调整生活习惯后再进行复查。

另外，检测也会存在肿瘤标志物假阴性的可能，所以肿瘤绝不能仅仅通过肿瘤标志物进行诊断。

肿瘤标志物是临床上进行肿瘤诊断或随访的常规手段之一，确诊肿瘤需要结合患者的症状、体征、影像学检查，以及病理学诊断。一般来说，体检患者发现肿瘤标志物升高，往往不需要过分担心，进行复查随访即可。

二、肿瘤患者可以吃鸡肉、鸡蛋吗？

　　在病房里，经常会被患者问到什么食物能吃，什么不能吃，而这些问题中首当其冲的就是：鸡肉、鸡蛋能吃吗？

　　在老百姓眼里，鸡肉、鸡蛋可以大补，却也是"发物"，平时是餐桌美味，病时却是口中大忌。那么，肿瘤患者真的不能吃鸡肉、鸡蛋吗？

人们常说的发物到底指什么呢？

　　发物，狭义层面上多指引起机体过敏的食物；广义层面上是指诱发疾病、加重病情或导致身体不适的食物。我们知道，肿瘤本质上讲是一种基因层面的疾病，并不是由变态反应引起，亦不会引起机体的变态反应。因此，肿瘤患者可以吃鸡肉、鸡蛋。

如果患者既往不喜食鸡肉、鸡蛋，或者本身对鸡肉、鸡蛋过敏，理应不要食用；反之，但食无妨。肿瘤是一种消耗性疾病，人体需要吸收足够的营养来抗衡肿瘤的消耗，而鸡肉、鸡蛋是高蛋白、易消化、性价比极高的食品，当然可以食用。

如果不过敏是不是都可吃呢？

当然也要稍微注意一下，原因是如今市场上的鸡在养殖过程中，多会被投喂激素，某些肿瘤依赖性激素，比如乳腺癌，可能需要适当减少鸡肉、鸡蛋的食用量。但是，对于一般人来讲，日常食用量的鸡肉、鸡蛋并不需过多担心，因为毕竟并不是所有的鸡肉、鸡蛋都含有激素，即便有，其含量也是有限的。

肿瘤患者在饮食上并无大忌，只要患者想吃、能吃的下、吃了以后并无不适，任何食物都是鼓励食用的。毕竟只有营养跟上，才能更好地耐受抗肿瘤治疗。

三、家人得了肿瘤，碗筷要分开吗？

老王对我说，他感到很焦虑，不知道自己的肿瘤会不会传染给家人。他不敢和家人一起吃饭、不敢一起围坐着聊天。他有自己单独的碗筷、有自己单独的饭桌、有自己单独的卧室、有自己单独的床单被罩，就是再也没有了自己。

肿瘤真的会传染吗？老王的焦虑有必要吗？

 肿瘤会传染吗？

肿瘤不是传染病。那些说肿瘤会传染的人，就是在制造焦虑，没有任何科学依据。肿瘤是一种基因突变引起的疾病，不会像新冠病毒、甲流病毒那样经过呼吸道传染、也不会像乙肝那样经过血液感染。所以，肿瘤患者没必要把自己与世隔离，反而更应该接受家人的陪伴与照顾。

 那是否要与家人的碗筷分开呢？

　　首先，碗筷是否分开与肿瘤的传染性没有任何关系。其次，至于是否要碗筷分开，这主要是一种卫生习惯。家庭成员之间进行碗筷分开，可以减少相互感染的机会，可以避免一些消化道疾病的传播，比如经口传播感染的幽门螺杆菌等。

 那为什么会看到一家人感染同一种肿瘤呢？

　　虽然肿瘤不会传染，但是致癌因素会传染。一些不健康的生活方式或生活习惯在人群中可以互相影响，比如喜欢腌制高盐食物患食管癌的概率就高，喜欢抽烟患肺癌的可能性就大，经常嚼槟榔的人患口腔癌的可能性更大。另外就是一些诱发肿瘤的病原微生物可以互相传染，比如前面提到的幽门螺杆菌可以诱使胃癌发生率升高、乙肝病毒可以增加肝癌的发生率。再者，情绪也可以传染。如果长期心情压抑，那么患乳腺癌等疾病的机会也会增加。所以，我们生活中会见到一些肿瘤会有聚集性发生的现象，但这并不能说明肿瘤具有传染性。

 所有肿瘤都不会传染吗？

可以肯定的是肿瘤基本都不会传染，除非个别极端的案例。比如将肿瘤患者大量血液输注给正常人，由于血液中可能存在脱落的肿瘤细胞或者肿瘤分泌的物质，那么可能导致正常人患肿瘤。如果把肿瘤患者的器官移植给正常人，那么也会得肿瘤。但是，这种极端现象在我们的生活或医学上是不允许存在的，所以可以肯定地讲，肿瘤不会传染。要想肿瘤背上这个传染的锅，肿瘤表示不服。

 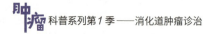

肿瘤具有传染性这一说法，从来都是骇人听闻、毫无根据。与其在生活中充满焦虑不安，不如给心情解绑，拥抱每天的太阳。

四、肿瘤会遗传吗？

是不是所有肿瘤都会遗传呢？到底哪些肿瘤才会遗传呢？如果肿瘤不遗传，那为什么人会得肿瘤呢？

你是不是也有诸如此类的疑问呢？

首先让我们从了解什么是遗传开始。

 什么是遗传？

 遗传指的是亲代基因传递给子代，使得亲代和子代个体之间性状存在相似性。

 什么是遗传性肿瘤？

 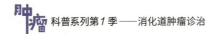

肿瘤的本质可以说是基因突变，如果这种基因突变发生在生殖细胞上，也就是我们说的胚系突变，那么这样的突变就可以遗传给下一代，这种家族性聚集性肿瘤也就是遗传性肿瘤。

所有的肿瘤都是遗传性肿瘤吗？

不是。胚系突变才会引起遗传性肿瘤。当然也不是家族内所有成员都会得肿瘤，因为每个人的基因都来自父亲和母亲两方面。家族遗传性肿瘤为常染色体显性遗传，突变基因携带者有50%的概率将致病性突变传递给子代。

遗传性肿瘤发生率高吗？

遗传性肿瘤占肿瘤总体发病率的5%~10%。

哪些是遗传性肿瘤呢？

　　常见的遗传性肿瘤有遗传性乳腺癌－卵巢癌综合征、Lynch 综合征、Li-Fraumeni 综合征、Cowden 综合征和黑斑息肉综合征等。

遗传性肿瘤有哪些特点呢？

　　确诊时比较年轻或者小于 50 岁，如乳腺癌、卵巢癌、结直肠癌等；同一个个体罹患多种不同的肿瘤；同一个个体在同一器官发现多个原发病灶；家族中几个近亲罹患相同的肿瘤；出现罕见的特殊类型肿瘤如男性乳腺癌；特殊良性病变的出现，如特殊的皮肤生长或骨骼异常；成人型肿瘤的一些特殊类型等都是遗传性肿瘤的特点。

如果不是遗传，为什么还会得肿瘤呢？

基因突变，会发生在生殖细胞引起胚系突变，也会在体细胞引起体系突变，进而引起肿瘤，但是这种体系突变所致的肿瘤并不会遗传给下一代。另外，环境因素也可以诱发肿瘤，但由共同生活的环境引起的同类型肿瘤也不是遗传性肿瘤。不健康的生活方式，比如吸烟、酗酒也可以引起肿瘤。这就是为什么没有家族遗传病的人群也可能会得肿瘤的原因。

　　如何明确是不是遗传性肿瘤？

　　可以进行基因检测，目前已经有可以专门进行遗传相关性肿瘤检测的基因套餐，但是需要亲代和子代一起检测方能明确，而且要有明确的家族谱系特征。

　　如果说肿瘤是基因突变的概率事件，那么随着我们年龄的增长，基因突变的累积负荷也会升高。理论上讲，只要我们活得够久，可能都会得肿瘤。但是，现实并不是这样。因为我们的机体也存在一种错配修复机制，它可以及时发现并修正这种突变，避免错误的累积。所以，不只有千千万万的细胞为我们而战，更有无以计数的基因时刻守护着我们。

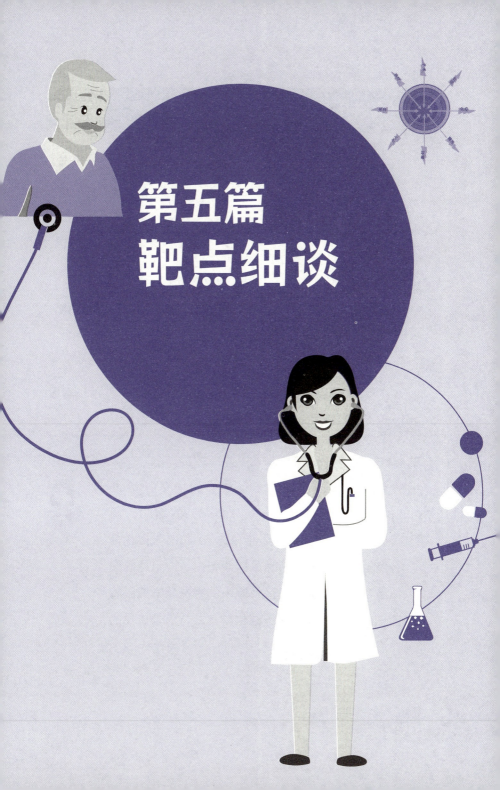

第五篇
靶点细谈

一、HER2—她说它很重要

随着时间的推移，老王的心情也愈发舒适。

这天，老王拿着一张病理报告单，指着 HER2，望向我，眼神中泛着求知的光芒……

什么是 HER2？

HER2 是人表皮生长因子受体 2（Human Epidermal Growth Factor Receptor 2）的缩写，属于原癌基因，位于 17 号染色体。HER2 蛋白是具有酪氨酸蛋白激酶活性的跨膜蛋白，由胞外的配体结合区、单链跨膜区及胞内的蛋白酪氨酸激酶区三部分组成，其分子结构与其参与信号传导的作用方式有关。

为什么叫 HER2 呢，还有 HER1 吗？它有兄弟姐妹吗？

　　HER2 属于酪氨酸激酶受体（ERBB）家族成员之一。ERBB 家族包括 HER1（EGFR）、HER2、HER3 和 HER4。当 HER 蛋白与配体结合后，HER 蛋白成员间可形成同源或异源二聚体，诱使胞浆内酪氨酸激酶区的自身磷酸化，激活酪氨酸激酶的活性，活化相关信号通路，抑制细胞凋亡、促进肿瘤细胞的增殖、血管生成、肿瘤侵袭和转移等，进而促进肿瘤的发生发展。

HER2 怎么才算阳性表达呢？

　　IHC 检测 3+（>10% 的肿瘤细胞中出现强烈的完整的细胞膜染色）或 IHC 检测 2+/FISH 阳性判定为 HER2 阳性。

HER2 阳性好还是阴性好？

HER2 阳性的肿瘤细胞通常具有高增殖、强侵袭等生物学行为，肿瘤的恶性程度较高，预后也较差。但是，随着近些年抗 HER2 靶向药的诞生，HER2 阳性肿瘤的治疗效果也明显提升，所以不能简单地说 HER2 阳性是好还是不好。

胃癌中 HER2 阳性率高吗？

全球范围内胃癌患者中 HER2 阳性的比例为 7.3%~20.2%，中国患者的比例为 12%~13%。通常出现在年龄偏大、男性、Lauren 分型肠型、肿瘤位于胃部上 1/3 的胃癌患者中。

针对 HER2 这个靶点有哪些药呢？

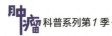
科普系列第 1 季——消化道肿瘤诊治

抗 HER2 的靶向药主要有三大类。

一类是大分子的单克隆抗体，如曲妥珠单抗。2015 年，全球 III 期 ToGA 临床研究收集了 584 例 HER2 阳性的晚期胃癌初治患者，分为实验组：曲妥珠单抗 +FP/XELOX（294）例，对照组：FP/XELOX（290）例。实验组相比于对照组中位 PFS 延长 1.2 个月，中位 OS 延长 2.7 个月，且均具有统计学意义。因此，曲妥珠单抗被国内外指南一致推荐用于 HER2 阳性晚期胃癌的一线治疗。

第二类是小分子酪氨酸激酶抑制剂（Tyrosine kinase inhibitors，TKI），如拉帕替尼。TyTAn 研究对比了拉帕替尼二线治疗 HER2 阳性的胃癌患者。实验组：拉帕替尼 + 紫杉醇（132 例），对照组：紫杉醇（129 例）。实验组和对照组相比，中位 PFS 延长 1.4 个月，中位 OS 延长 6.4 个月。

第三类也就是最近研究最火爆的抗体偶连药物（Antibody-Drug Conjugates，ADC）。如 T-DM1（恩美曲妥珠单抗，曲妥珠单抗连接 DM1- 微管蛋白抑制剂）、DS-8201（T-DXd，曲妥珠单抗连接 Deruxtecan- 拓扑异构酶 I 抑制剂）和 RC-48（维迪西妥单抗，抗人表皮生长因子受体 2 胞外区抗体连接 MMAE- 细胞毒素单甲基澳瑞他汀 E）。

其中，DS-8201、RC-48 在 HER2 阳性胃癌中获得了很好的临床数据，RC-48 也被 CSCO 指南推荐用于 HER2 阳性晚期胃癌的三线治疗。

二、PD-1——免疫治疗的当红巨星

　　自从 2014 年首个 PD-1 抗体药物 Nivolumab（欧狄沃）被美国食品药品监督管理局（FDA）批准用于治疗黑色素瘤，PD-1 抑制剂在各大瘤种中的疗效接连迎来捷报。接下来，就让我们走进 PD-1/PD-L1 抑制剂的世界来看一看。

PD-1 是什么？ PD-L1 又是什么？

　　PD-1 是指程序性死亡受体 1，主要表达于 T细胞表面，是一种重要的免疫抑制分子。正常人体细胞表面会表达 PD-1 的配体（包括 PD-L1 和 PD-L2，其中 PD-L1 是 PD-1 的主要配体）。正常人体细胞表面的 PD-L1 与免疫细胞表达的 PD-1结合后，可使免疫细胞失去攻击能力，避免免疫

细胞杀伤人体正常细胞，以此来调控人体的免疫平衡。

狡猾的肿瘤细胞为了逃避免疫细胞的杀伤，其表面也表达 PD-L1，诱使免疫细胞表达的 PD-1 与肿瘤细胞表达的 PD-L1 结合，致使免疫细胞功能失活，肿瘤细胞因此获得免疫逃逸。

PD-1/PD-L1 抗体是什么？

　　PD-1/PD-L1 抗体是指针对 PD-1/PD-L1 检查点的抑制剂。目前，临床上常用的 PD-1 抑制剂有帕博利株单抗、纳武利尤单抗、替雷利珠单抗、信迪利单抗、特瑞普利单抗、卡瑞利珠单抗和派安普利单抗。常用的 PD-L1 抑制剂有度伐利尤单抗、阿替利珠单抗和恩沃利单抗。PD-1/PD-L1 抑制剂多为静脉制剂。恩沃利单抗打破常规用法，使用方法为皮下注射。

PD-1/PD-L1 抑制剂有什么区别？

 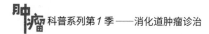

首先，两者的作用靶点不一样：PD-1 抑制剂作用于 PD-1 检查点，PD-L1 抑制剂作用于 PD-L1 检查点。其次，理论上 PD-L1 抑制剂的副反应可能较小，原因是 PD-1 抑制剂除了阻断 PD-1 与 PD-L1 的结合外，还可以阻断 PD-1 与 PD-L2 结合，导致 PD-L2 与巨噬细胞受体结合增加，引起肺驻留 T 细胞扩增，打破呼吸耐受平衡，从而增加间质性肺炎的发生。但是，目前 PD-1 抑制剂种类多、研究数据也多，因而实际临床中 PD-1 抑制剂的应用更为广泛。

什么情况下适合用 PD-1/PD-L1 抑制剂？

　　目前多推荐在 PD-L1 CPS（≥ 1）或 TPS（≥ 1%）表达阳性的患者中应用。但是，不同瘤种中对 PD-L1 表达水平的建议也不甚相同。另外，肿瘤突变负荷（TMB）、微卫星不稳定（MSI）等也可以作为 PD-1/PD-L1 抑制剂应用的标志物。

CPS 和 TPS 代表什么含义呢？

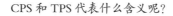

　　CPS（combined positive score）联合阳性分数，指 PD-L1 染色细胞（包括肿瘤细胞、淋巴细胞、巨噬细胞）数目之和除以肿瘤细胞总数，再乘以 100。即每 100 个肿瘤细胞中 PD-L1 染色肿瘤细胞和肿瘤相关的免疫细胞数之和。TPS（tumor cell proportion score）是指肿瘤细胞阳性比例分数，是任何强度 PD-L1 膜染色肿瘤细胞占肿瘤细胞的百分比。

PD-L1 表达阴性能否用 PD-1/PD-L1 抑制剂呢？

　　PD-L1 表达水平作为 PD-1/PD-L1 抑制剂应用的标志物是源于各大临床研究，也就是基于循证医学证据。但是，PD-L1 表达低或未检测到表达也不代表应用无效。比如在胃癌的 CheckMate-649、ORIENT-16 临床研究中发现，不管 PD-L1 表达水平如何，应用 PD-1 抑制剂均可延长患者的总生存期（OS）和无疾病进展期（PFS）。其原因可能是单次的检测并不能反映肿瘤细胞中实际PD–L1的表达水平，也可能是PD–L1表达作为PD–1/PD–L1抑制剂的标志物存在一定的局限性。

三、MMR—错配修复是什么

总有患者疑惑不解，医生为什么要对病理标本检测 MMR 蛋白表达，今天就让我们了解一下究竟什么是 MMR？

MMR 是什么？

MMR（mismatch repair）是指 DNA 错配修复功能，临床最常检测的 MMR 相关蛋白有四个：MLH1、PMS2、MSH2 和 MSH6。DNA 复制过程中出现的错配，可被这些蛋白识别剪切并合成新链进行修复，保证 DNA 复制的准确性。一般来讲，MLH1–PMS2、MSH2–MSH6 两两形成二聚体。MSH2–MSH6 复合体对异常 DNA 进行识别，MLH1–PMS2 复合体进行指导修复。

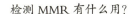检测 MMR 有什么用？

MMR 蛋白在功能上可分为 pMMR 和 dMMR，可用于指导疾病诊断和治疗。MMR 蛋白检测通常用免疫组织化学染色（IHC）法检测，阳性表达位于细胞核。上述四个 MMR 蛋白功能完整、无缺失，为 MMR 完整（proficient MMR，pMMR）；任何一个蛋白表达缺失则为 MMR 缺陷（deficient MMR，dMMR）。

经常还会听到 MSI，这又是什么呢？

首先，我们要明确一个概念，微卫星（microsatellite）指具有简单重复单元的 DNA 序列。MSI（microsatellite instability，微卫星不稳定）是指微卫星重复序列的插入或缺失而造成的微卫星长度的改变。

MSI 主要通过毛细电泳 PCR 法进行检测，通常对 BAT25、BAT26、D2S123、D5S346 和

D17S250 五个位点进行检测。两个及以上位点突变是微卫星高度不稳定（MSI-H），一个位点突变是微卫星低度不稳定（MSI-L），五个位点均不突变是微卫星稳定（MSS）。

 MSI 和 MMR 含义相同吗？

　　微卫星的短串联重复序列区域，在复制过程中容易滑动，从而出现错误，因此非常依赖于 MMR 系统修复。

　　如果 MMR 蛋白功能异常，无法修复 DNA 复制过程中发生的错误，会引起基因突变增加，最终造成 MSI 的现象。简单说，就是 dMMR 导致微卫星不稳定的发生。临床上，dMMR 相当于 MSI-H，pMMR 相当于 MSI-L 和 MSS。

 两者检测的一致率高吗？

据统计，MMR（IHC 法）和 MSI（PCR 毛细管电泳法）一致率可达 90% 以上。另外，还可以通过二代测序（NGS）法进行检测。由于 IHC 法检测 MMR 蛋白更为方便、便宜，所以临床上常优先检测 MMR。

dMMR 是怎么引起的呢？

dMMR 主要是由 MMR 相关蛋白表达缺失所致。但是，dMMR 还可由胚系突变引起，或由基因表观遗传学改变或其他基因突变导致。如 MMR 基因胚系突变常导致多个肿瘤发生，并具有遗传倾向，称为林奇综合征；MLH1 甲基化或 BRAF 基因突变可引起 MLH1 基因功能缺陷蛋白缺失，EPCAM 基因缺失亦可导致 MHS2 蛋白表达缺失。所以，若见到 MLH1 蛋白表达缺失尚需排除 MLH1 启动子区甲基化和 BRAF 突变，MHS2 蛋白表达缺失尚需排除 EPCAM 基因缺失等。

dMMR 如何指导治疗呢？

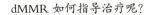

通常认为 dMMR 肿瘤基因突变多，因而具有广泛的免疫原性，对于 PD-1/PD-L1 抑制剂反应良好。KEYNOTE-177、KEYNOTE-016 和 CheckMate-142 等临床研究显示，在 dMMR/MSI-H 肿瘤中，应用 PD-1/PD-L1 抑制剂可显著延长 OS 和 PFS。

四、Claudin 18.2—是谁紧密连接了我们

新晋热门靶点 Claudin 18.2 正在如火如荼的研究中，那么 Claudin 18.2 究竟是什么呢？

 什么是 Claudin 18.2？

Claudin 18.2（Claudin18 亚型 2）由 CLDN18 基因编码，属于 Claudin 蛋白家族，是维持控制细胞间分子交换的紧密连接。由于细胞与细胞之间存在空隙，这种紧密连接就可以将相邻细胞间的空隙封闭上，只允许水分子和离子从衔接处的小孔透过，阻拦大分子物质的通过，起到屏障的作用，维持内稳态。

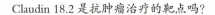 Claudin 18.2 是抗肿瘤治疗的靶点吗？

  Claudin 18.2 的表达具有组织特异性。在正常生理状态下，Claudin 18.2 仅在已分化的胃黏膜上皮细胞中表达，但不存在于胃干细胞区，而且在其它的健康组织中均无表达。通常 Claudin 18.2 被埋藏在胃黏膜中，但是当肿瘤发生后，细胞间的紧密连接受到破坏，使本来被覆盖于黏膜中的 Claudin 18.2 表位暴露出来。

  Claudin 18.2 在正常组织中几乎不表达，但在很多肿瘤中高表达，如胃癌（60%~80%）、胰腺癌（50%）、食管癌（30%~50%）和肺癌（40%~60%）等，这使得 Claudin 18.2 可以成为一个比较优秀的靶点。

 Claudin 18.2 阳性表达的标准是什么？

  FAST 研究中将 Claudin 18.2 阳性定义为 40% 以上的肿瘤细胞 IHC 染色 2+ 或 3+。

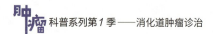

目前针对 Claudin 18.2 主要有四大类药物：单克隆抗体、ADC 药物、双特异性抗体和 CAR–T。

Zolbetuximab（IMAB362）是一类针对 Claudin 18.2 靶点的单克隆抗体药物。II 期 FAST 研究显示在晚期胃癌及胃食管交界处癌的治疗中，Zolbetuximab+EOX 组对比单纯 EOX 组的患者展现出了更长的 PFS 和 OS，中位 PFS 为 7.5 个月 vs 5.3 个月；中位 OS 为 13.0 个月 vs 8.3 个月（在 Claudin18.2 阳性细胞占比大于 70% 的患者中效果更佳，中位 PFS 为 9.0 个月 vs 5.7 个月；中位 OS 为 16.5 个月 vs 8.9 个月）。Zolbetuximab 的全球 III 期临床研究正在进行中。2023 年美国肿瘤学会胃肠道肿瘤研讨会（ASCO GI）报道了 SPOTLIGHT 研究，结果显示在 Claudin18.2 阳性、HER2 阴性局部进展期不可切除或转移性胃癌或胃食管交界部腺癌患者中，试验组（Zolbetuximab 联合 mFOLFOX6）与对照组（安慰剂联合

mFOLFOX6）相比，显示出生存获益和可耐受的安全性，中位 PFS 分别为 10.61 个月和 8.67 个月，中位 OS 分别为 18.23 个月和 15.54 个月，均具有统计学意义。

目前针对 Claudin18.2 靶点的国产单克隆抗体的治疗效果不亚于 Zolbetuximab，比较成熟的有 TST001、AB011 和 NBL-015，都已完成 I 期临床研究，正在进行 II 期临床研究中。

RC118 是一款 ADC 药物，由重组的人源化抗 Claudin18.2 单克隆抗体和小分子微管抑制剂单甲基澳瑞他汀 E（monomethyl auristatinE，MMAE）偶联而成，也正在进行临床研究中。

另外，Claudin18.2 联合 PD-L1 单抗等其他大分子抗体的双特异性抗体、靶向 Claudin18.2 的 CAR-T 等也开始陆续亮相于临床研究中，这将为胃癌等实体瘤的治疗带来新的希望。

五、MET- 遇见，MET

MET 基因虽然不像 EGFR 的突变率那么高，但它作为一个罕见突变同样具有深刻的临床意义。今天就让我们一起了解一下 MET 吧。

MET 是什么？

MET（mesenchymal-epithelial transition factor,）是间质-上皮细胞转化因子，是一种原癌基因，是多种肿瘤的驱动基因。由 MET 基因编码的蛋白为 c-MET，也称为肝细胞生长因子受体（hepatocyte growth factor receptor, HGFR）。

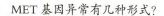
MET 基因异常有几种形式？

  MET 基因异常包括两类：原发性 MET 基因异常和继发性 MET 基因异常。常见的原发性 MET 异常类型包括 MET 过表达、MET 扩增和 MET 14 外显子跳跃突变三类。继发性 MET 异常多为 EGFR 突变患者使用 EGFR-TKI 治疗后，出现 MET 基因异常，表现为获得性耐药。其中，针对 MET 14 外显子跳跃突变的靶向药物最具发展和应用前景。

什么是 MET 14 外显子跳跃突变？

  MET 14 号外显子周围内含子的剪切相关区域发生突变时，导致外显子 14 被错误剪切而丢失，即所谓 MET 14 号外显子跳跃突变，之后会导致 c-MET 蛋白泛素化障碍、c-MET 稳定性增加和降解率减低，引起下游信号的持续激活，诱使肿瘤细胞持续增殖。

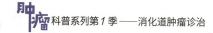

MET 14 外显子跳跃突变频率高吗？

在非小细胞肺癌患者中，MET 14 外显子跳跃突变的总体发生率大约在 3% ~ 6%（肺腺癌约为 4%，肺鳞癌约为 2%）。在肺肉瘤样癌中，MET 14 外显子跳跃突变的发生率较高，约为 22%。

治疗 MET 基因突变的药物有哪些？

针对 MET 基因突变的 TKI（MET-TKI）有 3 种类型（I 型、II 型和 III 型）。I 型 TKI 是 ATP 竞争性的，有 Ia 型（克唑替尼）和 Ib 型（卡马替尼、Tepotinib 和赛沃替尼），其中 Ib 型对 MET 具有高度特异性，与 Ia 型抑制剂相比，较少出现脱靶效应。II 型 MET-TKI 一般为多靶点 TKI，如卡博替尼（Cabozantinib）。III 型药物作用于与 ATP 结合位点完全不同的变构位点，目前尚没有药物进入临床研究阶段。

MET 基因是非小细胞肺癌的一种重要肿瘤驱动基因，与 EGFR、ALK 和 ROS–1 等存在互斥现象。MET–TKI 是治疗非小细胞肺癌患者中具有 MET 基因突变及扩增的有效药物。

六、RAS—成药之路难于上青天

提到关乎肿瘤的靶点，就不得不提大名鼎鼎的 RAS 基因。曾经被认为是"不可成药"的癌症靶点。它从被发现到现在已经有 40 余年，但是针对它的靶向药，直到近几年才被研制出来，这是为什么呢？

什么是 RAS 基因？

目前已知的 RAS（rat sarcoma）家族，研究比较多的有三个 RAS 基因：KRAS，NRAS 和 HRAS，其编码的蛋白是一种 21 kDa 的小分子三磷酸鸟苷酶（GTPase），具有 GTP 酶活性，在激活细胞信号通路中充当 GTP 酶的功能，在细胞信号传导中起着重要的作用。RAS 基因可以溯源至

1981 年，由 Wigler 教授团队首次在人肿瘤细胞系中发现。

RAS 基因有什么功能？

RAS 基因就像分子的开关，正常状态下能调控细胞生长的路径；发生异常时，会导致细胞持续生长，并阻止细胞凋亡。在正常细胞中，RAS 家族在激活（GTP 结合）和失活（GDP 结合）两种状态下循环。当 RAS 基因发生突变时，会导致其 GTP 酶活性减弱或丧失，使其更有可能停留在 GTP 结合状态，从而不断激活下游的信号通路，促进肿瘤的发生发展。

在肿瘤中 RAS 基因突变频率有多高？

在 RAS 家族中，KRAS 突变最为常见，约占 85%。NRAS 和 HRAS 分别占 12% 和 3%。在不同的肿瘤类型中 KRAS 突变的比例也有不同：胰腺癌（90%）、结肠癌（50%）、肺癌（30%）、卵巢癌（15%）、甲状腺癌（50%）和膀胱癌（6%）。研究发现原发灶和转移灶的 KRAS 基因高度保持一致。

KRAS 基因常见突变位点有哪些？

KRAS 基因突变，主要发生在第 2 外显子的第 12、13 号密码子，其中，第 12 号密码子的突变占到 80% 以上，包括 G12A、G12C、G12D、G12R、G12S 及 G12V 等。不同肿瘤中突变位点不尽相同。比如，在胰腺癌和非小细胞肺癌中 KRAS 都有 G12 处突变，但在胰腺癌中主要是 G12D 突变，而在肺癌中是 G12C 突变比率高。

如何解读 KRAS 基因突变？

KRAS G12C 突变，指第 12 密码子的甘氨酸被半胱氨酸取代，约占所有 KRAS 突变的 44%。该位点突变在非小细胞肺癌的腺癌中最常见，占 14%；其次是大肠腺癌占 3%~4%，胰腺癌约占 2%。据统计，全球每年超过 10 万人确诊为 KRAS G12C 突变。

 如何研发抑制 RAS 的抗癌药物？

主要有两种策略：一是抑制 RAS 上下游关键蛋白阻断信号传导；二是靶向 RAS 突变蛋白的直接抑制剂，包括锁定 GDP 结合状态 RAS 的共价抑制剂，抑制其向 GTP 结合状态转换；或者靶向 GTP 结合状态的 RAS 抑制剂。

 针对 RAS 基因靶向药物有哪些？

2021 年 5 月美国食品和药物监督管理局批准首个用于肿瘤治疗的 KRAS G12C 抑制剂 Lumakras

 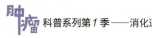

（sotorasib，AMG510），主要用于具有 KRAS G12C
突变的转移性非小细胞肺癌患者。还有一个针对
KRAS G12C 突变的药物 Adagrasib，临床研究中也展
现出不俗的成绩。

RAS 突变有什么临床意义？

　　除了针对 RAS 突变进行靶向药物治疗外，在
结直肠癌中，RAS 突变肠癌对 EGFR 抑制剂治疗
（例如西妥昔单抗）可能存在天然耐药性，可以
指导临床用药的选择。

　　RAS 从被认为是不可成药的靶点，到现在"略有小成"，
以及热度不减的持续研发，足以说明任何事情只要不放弃就有
可能。人生如药，甘苦自知。

七、ALK—钻石突变

在肺癌中还有一个重要的驱动基因 ALK。ALK 突变又被叫做"钻石突变"，你知道它为什么会有如此别称吗？

什么是 ALK？

ALK 最早是在间变性大细胞淋巴瘤（ALCL）的一个亚型中被发现，因此被命名为间变性淋巴瘤激酶（anaplastic lymphoma kinase）。在大部分正常细胞中，ALK 为非活化状态，但当 ALK 发生基因变异时，其空间构象和激酶的活性也会改变，导致肿瘤的发生。

ALK 基因变异有哪些形式？

ALK 基因变异形式主要有三种类型，包括点突变、扩增和融合。其中基因重排导致的 ALK 融合是最常见的 ALK 变异形式。

什么是 ALK 基因融合？

ALK 基因融合是指 ALK 发生断裂并与其他基因融合，翻译后 ALK 融合蛋白构象改变，影响自身磷酸化，会导致肿瘤的发生。

ALK 基因融合变异为什么被称为"钻石突变"？

对于 ALK 的研究主要集中在非小细胞肺癌（NSCLC）中。ALK 基因融合之所以被称为钻石突变，是因为 ALK 基因融合在非小细胞肺癌中发生率低，像钻石一样稀有；但是更主要是因为 ALK 靶向药物治疗效果好，像钻石一样有品质，ALK 基因融合一旦出现会持续处于异常状态，而且 ALK 抑制剂治疗效果比较好，ALK-TKI 治疗后的 NSCLC 无进展生存期为 2 年左右，因而被称为"钻石突变"。

ALK 融合的发生率高吗？

ALK 融合是晚期 NSCLC 的重要治疗靶点，在 NSCLC 患者中的发生率约为 5%~7%。中国人群肺腺癌中 ALK 融合阳性率约为 5.1%，但 EGFR 和 KRAS 均为野生型的腺癌患者中 ALK 融合基因的阳性率可高达 30%~42%。ALK 融合人群具有发病年龄较低，脑转移发病率较高等特点，多见于不吸烟的年轻腺癌患者之中。

ALK 融合的常用检测方法有哪些？

目前 ALK 融合的检测方法主要有四种：二代测序（NGS）、荧光原位杂交（FISH）、免疫组织化学法（IHC）和逆转录聚合酶链式反应（RT–PCR）。

针对 ALK 的靶向药物有哪些？

ALK–TKI 药物的作用机制与 EGFR–TKI 作用机制类似。小分子的 ALK 靶向药物是一种 ATP 竞争性酪氨酸激酶小分子抑制剂，它可以通过细胞膜，作用于受体胞内段，阻断激酶的自身磷酸化和底物的磷酸化，从而阻断信号传递途径的激活。

目前 ALK–TKI 主要有一代 ALK–TKI：克唑替尼；二代 ALK–TKI：塞瑞替尼、阿来替尼、恩沙替尼和布格替尼；三代 ALK–TKI：洛拉替尼。除此之外，还有多款正在临床试验中的 ALK–TKI，如 Conteltinib、瑞波替尼和 CEP–37440 等。

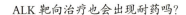

ALK 靶向治疗也会出现耐药吗？

　　ALK 抑制剂也会出现耐药问题。多数患者在使用 ALK 抑制剂 1~3 年后会出现耐药（如克唑替尼的无进展生存期为 11 个月，阿来替尼的无进展生存期为 34 个月），其中多为获得性耐药，这是指患者起初对 ALK 抑制剂有反应而后出现疾病进展。根据其机制可分为 ALK 依赖型及非依赖型耐药。最常见的 ALK 依赖型耐药包括克唑替尼的 L1196M 突变和塞瑞替尼的 G1202R 突变。

ALK 抑制剂发生耐药后该怎么办？

　　如果是局部进展后，可更换其他类型 ALK-TKI。如果一至三代 ALK-TKI 均出现耐药后，可以调整为含铂方案的化疗 ± 贝伐珠单抗靶向治疗，或尝试新型临床研究药物。

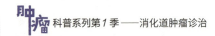

具有"钻石突变"这个称号注定了 ALK 在肿瘤靶向治疗中的一席之地，但是肿瘤非常狡猾，它的生长绝不是靠一个靶点来进行的，这也就需要我们从多个维度进行肿瘤的治疗。

八、FGFR—靶点界的明日之子

FGFR 作为一个新型靶点，也逐渐在各种肿瘤中有了不少研究。FGFR 抑制剂的发展为由 FGFR 驱动的肿瘤带来了靶向治疗的新希望。

什么是 FGFR？

FGFR 全称为纤维生长因子受体（fibroblast growth factor receptor），属于酪氨酸受体激酶家族。包括 FGFR-1、FGFR-2、FGFR-3、FGFR-4 四种受体亚型，共有 12 种配体。当 FGFR 与配体结合时，会诱导 FGFR 形成二聚体，并催化自身发生磷酸化，进而激活下游的信号通路。

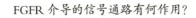FGFR 介导的信号通路有何作用？

FGFR 参与的信号传导通路包括 RAS–RAF–MAPK、PI3K–AKT、信号传导及转录激活因子（STAT）以及磷脂酶 C γ（PLC γ）等，这些通路是正常细胞生长分化所必需的，是人体最重要的通路之一。它们参与新血管生成、细胞增殖 / 迁移、调节器官发育和伤口愈合等生理过程。

FGFR 突变频率高吗？

一项针对 4853 例实体瘤患者的 NGS 检测结果表明，有 7.1% 的患者中存在 FGFR 异常改变，其中 FGFR1 变化为 3.5%，FGFR2 为 1.5%，FGFR3 为 2.0%，FGFR4 为 0.5%。但 FGFR2 在胆管癌患者中检出率高达 15%~20%。FGFR2 具有排他性，不与其他突变类型共存。

FGFR 异常改变有哪些？

FGFR 异常改变主要包括基因扩增（约占异常的 66%），其次是突变（26%）和重排（8%）。

FGFR 异常改变常见于哪些肿瘤？

FGFR 异常改变多见于尿路上皮癌（32%）、肝癌（30%）、胆管癌（25%）和乳腺癌（18%）。在肺癌、食道癌和乳腺癌等肿瘤中也发现了 FGFR 的异常激活。

FGFR 靶向药有哪些？

目前主要有四款针对 FGFR 的药物，包括 Erdafitinib（厄达替尼）、Pemigatinib（佩米替尼）、Infigratinib（英菲格拉替尼）和 Futibatinib（福巴

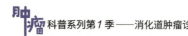

替尼）。其中厄达替尼和福巴替尼是泛靶点抑制剂；佩米替尼和英菲格拉替尼是针对 FGFR 亚型 1/2/3 的强效选择性抑制剂，但它们都主要被推荐用于 FGFR2 基因融合或重排的肿瘤。

　　针对驱动基因的靶向药物研发是肿瘤治疗的一种重要方式，但是并不是所有的靶向药物都可以走入临床，但 FGFR 靶点依然显示出了它的潜力。希望在未来不远的岁月里，FGFR 抑制剂可以在肿瘤的治疗中贡献它的一份力量。

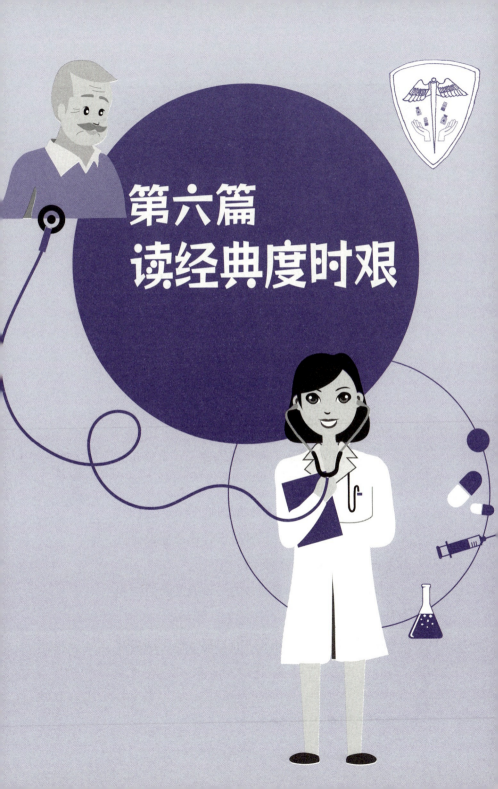

第六篇
读经典度时艰

一、什么是临床试验？

每当谈起临床试验，你总委屈地觉得自己是"小白鼠"？难道真是这样吗？

当然不是！

灵灵张带你读经典临床试验，了解临床试验背后的故事。

今天先来了解一下什么是临床试验呢？

我们先来明确一下两个基本概念：实验和试验是一回事吗？

《现代汉语词典》中对这两个词的释义是这样的：

实验——为了检验某种科学理论或假设而进行某种操作或从事某种活动。

试验——为了察看某事的结果或某物的性能而从事某种活动。

所有临床试验在开展之前，都已经通过实验

研究，如细胞实验、动物实验（此处包括小白鼠），并且已经拥有大量的、充分的理论数据。由这些数据作为有力的理论支撑，再后续开展临床试验。所以，在我们临床医学研究领域，临床试验高于实验。

 临床试验究竟是什么呢？

临床试验指对药物（多指新药，也可以是新的治疗方案）的系统性研究，以证实或揭示试验药物的作用、不良反应和（或）试验药物的吸收、分布、代谢和排泄，目的是确定试验药物的疗效与安全性、适应证等。

 临床试验分几期？

临床试验分为 I、II、III 和 IV 期。

临床试验 I 期：安全性考核，探索药物的合适剂量。目的是探索不同给药方案下的人体最大耐受剂量和剂量限制性毒性，确定合理的给药方案，为进入 II 期临床试验做准备。也就是我们常说的剂量爬坡试验。

临床试验 II 期：初步评价药物的疗效和安全性。目的是对药物的治疗作用进行初步评价。该期临床试验仍是探索性试验，试验设计根据试验目的设定，可不拘泥于形式，可以设置对照组、随机双盲；也可以单臂研究，但需要与目前经典治疗方案做比较。

临床试验 III 期：验证药物对目标适应症患者的治疗作用和安全性。目的是对药物的治疗作用进行确证评价。将新的治疗方案与标准治疗方案做对比，确定新的治疗方案的优越性。试验设计一般应为具有足够样本量的随机、盲法、对照试验。

临床试验 IV 期：新药上市后大样本的观察，目的是新适应证的开发、给药途径研究等。

参加哪期临床试验好呢？

不能笼统地说哪期临床试验好与不好，这需要根据个体参加临床试验的目的而定。

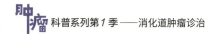

简单来说，III 期临床试验的对照组是当前的标准治疗方案，实验组方案也已经过 II 期临床试验，验证过其安全性。相对来说 III 期临床试验风险小，安全性高，预期疗效好。

但对于很多肿瘤患者，尤其已经进行多线治疗后的患者来说，在当前已经没有标准有效的治疗方案的情况下，如果有合适的 I、II 期临床试验，对于患者来说也是多了一个可以选择的、可能有效的治疗手段。因为毕竟每个药物在正式进入临床应用之前，都要经过规范严谨的临床试验阶段才能被批准上市。

如果参加了临床试验，中间想退出可以吗？

当然可以，临床试验参加或退出完全遵从个人意愿。参加临床研究前会充分告知临床试验的相关风险及获益。无论参不参加临床试验，都不影响对疾病的客观评判及治疗。

二、治疗线数一二三

你是否总是能听到一线治疗用某某方案、二线治疗用某某方案、三线治疗用某某方案,那什么是一线、二线、三线治疗呢?

 什么情况下需要计算治疗线数?

 抗肿瘤治疗主要分为新辅助治疗、辅助治疗以及姑息性治疗,只有姑息性治疗才会讲治疗线数。姑息性治疗指晚期无法进行手术的恶性肿瘤的全身性抗肿瘤治疗。

 手术后的治疗都是辅助治疗吗?

 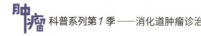

不一定的。局部晚期肿瘤进行了手术切除，如果距术后辅助末次治疗小于 6 个月内复发，那么术后辅助治疗就算一线治疗。如果是姑息性减瘤手术，手术后的治疗也是一线治疗。

什么是维持治疗？

如果抗肿瘤治疗是一个联合治疗方案（如 A+B，或 A+B+C 等），在经过推荐治疗周期数目后，疾病处于稳定的状态，会选择保留毒性相对低、有效率高的一种或两种药物进行治疗，这就叫维持治疗，且不算换线。

原方案加其他药，算换线吗？

不算。通常只有在原方案治疗有效，或者根据新出现的病理或分子检测结果的情况下，才会考虑在原方案的基础上加其他药，这种情况按原方案线数计算，不算换线。

在原方案的基础上更换一种药，算不算换线？

　　如果是更换同类型的药，则不算换线。比如静脉用的氟尿嘧啶改成口服的卡培他滨、顺铂更换成卡铂等，均不算换线。但是如果更换为作用机制完全不同的药，则属于换线。这种情况一般发生于疾病进展期，考虑原方案中某种药物有效而保留，但将其他药物进行更换。

靶向药物也是这样吗？

　　靶向药物比较特殊，更换靶向药物属于换线。比如 EGFR 突变，吉非替尼治疗进展后更换奥希替尼，这就属于换线。虽然两药同为针对 EGFR 突变的靶向药，但是他们的作用位点发生了改变。

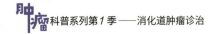

免疫治疗如何计算线数呢？

目前的免疫治疗主要是免疫检查抑制剂的治疗，包括 PD-1/PD-L1 抑制剂和 CTLA4 抑制剂，一般会联合化疗进行，计算线数主要根据化疗药物是否更换进行。如果仅用 PD-1/PD-L1 抑制剂或 CTLA4 抑制剂治疗，那么疾病进展后是否换药，需与主治医生充分沟通。

在系统性全身治疗的基础上加局部治疗，算换线吗？

这种情况一般出现在整体病情控制稳定，但是局部病灶进展，会对这些病灶进行介入或者放疗等局部治疗。这种情况因原方案不变，所以也不算换线。

如何选择一、二、三线药物呢？

现在是规范化循证医学时代，特定疾病一般都会有相关指南推荐一线、二线、三线等治疗方案的选择，指南还有相应地标注证据级别和推荐等级。但是，仍需要医生根据患者的个体化差异去制定治疗计划。总之，没有指南指引是不能保证治疗安全的，而仅靠指南进行治疗也是万万不能的。

指南又是如何而来的呢？

任何一种方案或者药物在临床上的应用，都要遵循循证医学证据。最好的循证医学证据就是足够样本量的随机、对照、双盲的临床试验数据或严谨的 META 分析结果。

治疗线数主要是方便医生和患者对疾病进行整体把控，更加一目了然的评判哪些药物用过，还有哪些药物没有用过。所以，不用过分纠结治疗线数这种叫法，而更应该关注选择何种治疗方案才能给患者带来最大获益并保证良好的生活质量才是最重要的。

在西妥昔单抗还没被当做一线治疗方案写进 CSCO 和 NCCN 指南之前，转移性结直肠癌的一线治疗方案主要就是化疗，当时并没有很有效的靶向治疗药物。一线化疗方案主要为 FOLFIRI 和 FOLFOX 方案。那你知道西妥昔单抗是如何一鸣惊人的吗？你是否曾听说西妥昔单抗经历的委屈与磨难呢？

 西妥昔单抗是什么？

西妥昔单抗（Cetuximab）是靶向 EGFR 的大分子单克隆抗体，竞争性阻断 EGF/TGF 和 EGFR 的结合，进而阻断细胞内信号转导途径，从而抑制肿瘤生长。

西妥昔单抗是怎么被应用于一线治疗的呢？

当年，单纯的化疗已经不能达到人们对结直肠癌一线治疗的需求。而在二线治疗中，人们已经明确包含西妥昔单抗的治疗模式显著提升了肠癌的治疗效果。那么，如果西妥昔单抗在一线应用是否也会提高临床疗效呢？因此，比较西妥昔单抗联合化疗对比单纯化疗的 CRYSTAL 临床研究就呼之欲出了。

CRYSTAL 研究的目的是什么？

CRYSTAL 研究是一项全球、开放标签、多中心、随机对照研究。目的是观察西妥昔单抗联合 FOLFIRI 方案对比单纯 FOLFIRI 方案作为一线方案治疗转移性结直肠癌的疗效。

能简单介绍下 CRYSTAL 研究吗？

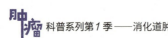

CRYSTAL 研究从 2004 年 7 月开始至 2005 年 11 月入组结束，全球共有 201 家医院参与，2020 例患者参与试验筛选，最后 1202 例患者按 1 : 1 成功入组，包括实验组（西妥昔单抗联合 FOLFIRI）600 例，对照组（FOLFIRI）602 例。

在 CRYSTAL 开始之初以及之前的 I、II 期临床试验中，认为 EGFR 是西妥昔单抗的靶点，所以要求入组患者的肿瘤中 EGFR 表达阳性，但试验并未得到阳性结果。由于 EGF 信号通路下游的 RAS 等基因在维持该信号通路的活性上起着重要的作用，所以研究者回顾性地对入组患者的 RAS 基因进行了检测，但是由于当时的科学条件及研究水平所限，仅对 KRAS 第 2 外显子的第 12 和 13 密码子进行了检测。

CRYSTAL 研究达到预期研究结果了吗？

CRYSTAL 研究数据于 2009 年首次发表在《新英格兰医学杂志》上。CRYSTAL 2009 研究数据显示，西妥昔单抗联合 FOLFIRI 相比 FOLFIRI 能够提高转移性结直肠癌患者的无进展生存期（8.9 个月 vs 8.0 个月）和客观反应率（46.9% vs 38.7%），但是总生存期并无明显差异。亚组分析中，即便是在 KRAS 第 2 外显子的 12 和 13 密码子野生型患者中，总生存期依旧没有显著差异。虽然 CRYSTAL 2009 称达到了预期研究结果，但是西妥昔单抗的治疗效果并没有预期中那么的惊艳。

CRYSTAL 研究后来更新的数据证实西妥昔单抗的治疗效果很好，为什么呢？

2011 年，CRYSTAL 研究数据进行了更新，主要是扩大了对 RAS 基因的检测人群，也就是说筛选出了西妥昔单抗的适用人群。CRYSTAL 2009 中只有 66% 的患者进行了 KRAS 基因检测；CRYSTAL 2011 中对 88% 的患者进行了 KRAS 基因检测，并且除了检测 KRAS 第 2 外显子外，还对 BRAF V600E 基因进行了检测。CRYSTAL 2011 数据显示，在 KRAS 第 2 外显子、BRAF V600E 均野生型的患者中，西妥昔单抗联合 FOLFIRI 组

肿瘤科普系列第 *1* 季——消化道肿瘤诊治

获益更明显，总生存期（25.1 个月 vs 21.6 个月）、无疾病进展期（10.9 个月 vs 8.8 个月）、客观反应率（61.0% vs 42.6%）均明显提高。

我听说西妥昔单抗的疗效远不止如此，具有什么样的特征才是它的目标人群呢？

2015 年，CRYSTAL 再次更新了研究数据，对 KRAS 第 2 外显子野生型患者又进行了 KRAS 第 3/4 外显子、NRAS 第 2/3/4 外显子检测。CRYSTAL 2015 数据显示，在 RAS/RAF 基因（也就是 KRAS 第 2/3/4 外显子、NRAS 第 2/3/4 外显子、BRAF V600E）全野生型的患者中，西妥昔单抗联合 FOLFIRI 组获益更明显，总生存期（28.4 个月 vs 20.2 个月）和无疾病进展期（11.4 个月 vs 8.4 个月）均显著提高。

由此可见，西妥昔单抗的目标人群是 RAS/RAF 基因全野生型，中位总生存期较对照组延长 8.2 个月。至此，西妥昔单抗总算是交出了一份满意的答卷。

通过 CRYSTAL 研究，西妥昔单抗这个药，能给我们带来什么启示呢？

　　CRYSTAL 研究从 2004 年开始至 2015 年最终研究数据发表，前后历经 11 年。西妥昔单抗从最初高调亮相，直奔 III 期全球大型临床研究开始，中间经历被质疑，直到最后找到目标人群才迎来漂亮的翻身一仗。这期间的种种磨砺与委屈，或许只有"西妥昔单抗"本药最有体会。

　　西妥昔单抗自从被应用于 RAS/BRAF 基因野生型转移性结直肠癌起，目前尚没有哪一个药物可以撼动它的临床地位。但是，回看它的前半生，高开低走最后逆袭，终于在磨难中结出了胜利的果实，造福了无以计数的肠癌患者。

四、家有 TAILOR

西妥昔单抗是一个非常励志的药，可惜它的故事我还没听够呢。

别着急，既然是个励志的故事，那怎么可能就这么结束呢。

之前谈到转移性结直肠癌经典的化疗方案是 FOLFIRI 和 FOLFOX 方案。CRYSTAL 研究针对西妥昔单抗联合 FOLFIRI 作为一线方案治疗转移性结直肠癌进行了 III 期临床试验，虽然过程坎坷，但是结果惊艳。同样作为结直肠癌的一线化疗方案 FOLFOX，联合西妥昔单抗是否也会达到同样的治疗效果呢？这就是我们今天要讲的 TAILOR 研究了。

TAILOR 研究的目的是什么？

这是一个由我国研究者发起的、开放标签、多中心、随机对照 III 期临床试验，目的是观察西妥昔单抗联合 FOLFOX 方案对比单纯 FOLFOX 方案作为一线治疗方案在转移性结直肠癌中的治疗效果。

能给我简单介绍下 TAILOR 研究吗？

TAILOR 研究从 2010 年 10 月开始入组，共有 1425 例患者参与试验筛选，最后 393 例患者按 1 ：1 成功入组，包括实验组（西妥昔单抗联合 FOLFOX）193 例，对照组（FOLFOX）200 例。研究过程中入组要求调整为 KRAS/NRAS 第 2、3、4 外显子野生型（最初为 KRAS 第 2 外显子 12、13 密码子野生型）。

TAILOR 达到预期研究结果了吗?

西妥昔单抗联合 FOLFOX 组患者与对照组相比总生存期（20.7 个月 vs 17.8 个月）、无疾病进展期（9.2 个月 vs 7.4 个月）、客观反应率（61.1% vs 39.5%）均较对照组明显提升，达到了预期研究结果。

TAILOR 与 CRYSTAL 研究有什么区别?

两者除了所联合的化疗方案不同外，TAILOR 研究不再要求检测患者 EGFR 的表达情况。在研究过程中，TAILOR 研究就调整入组条件为 KRAS/NRAS 第 2、3、4 外显子野生型。而 CRYSTAL 研究是在实验结束之后的回顾性分析中才发现 RAS 基因的临床意义。

另外，TAILOR 研究还分析了西妥昔单抗在左半结肠癌和右半结肠癌中的治疗效果差异。TAILOR 研究以左半结肠癌为主，西妥昔单抗联合 FOLFOX 组中左半肠癌 146 例，FOLFOX 组中左半肠癌 162 例。经分析发现，西妥昔单抗联合 FOLFOX 组的治疗效果在左半结肠癌患者中较右半结肠癌好。

TAILOR 研究能带给我们什么启示呢？

　　相比 CRYSTAL 研究而言，TAILOR 研究要顺利许多，这主要得益于对入组人群的把控。TAILOR 研究开展时已经明确 EGFR 并不是预测西妥昔单抗治疗效果的标志物，其下游的 RAS/RAF 基因有无突变才是西妥昔单抗治疗有无效果的关键。因此，TAILOR 研究明确目标人群为 RAS 基因野生型，由于 RAF 基因突变人群少见，TAILOR 研究并不要求检测 RAF 状态。当然，这也得益于基础医学的发展，为临床医学研究指明了方向。

五、FIRE-3 研究

人是环境的产物，在一个良性内卷的环境中能够遇强则强。药也一样，当 Anti-EGFR 霸主西妥昔单抗遇见 Anti-VEGF 翘楚贝伐珠单抗，你猜谁会更胜一筹呢？

贝伐珠单抗是在什么背景下提出的？

看完 CRYSTAL 和 TAILOR 研究，你以为从此以后西妥昔单抗就可以高枕无忧了吗？就在西妥昔单抗闯出一片天地的时候，还有一个针对 VEGF 的靶向药贝伐珠单抗，在晚期结直肠癌中也获得了不错的治疗效果，逐渐获得大众认可。

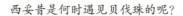

西妥昔是何时遇见贝伐珠的呢？

　　其实，西妥昔单抗和贝伐珠单抗在很早之前就已经"相忘于江湖"。早在 2004 年，一项关于贝伐珠单抗在转移性肠癌 III 期临床试验中发现，贝伐珠联合化疗对比单纯化疗，可以明显提升转移性肠癌患者生存期（20.3 个月 vs 15.6 个月）。西妥昔单抗和贝伐珠单抗都显示出不错的治疗效果，但是尚没有它们之间比较的临床研究。它们正式面对面的对决要从 FIRE-3 研究说起，西妥昔单抗与贝伐珠单抗的晚期肠癌之争就此拉开了帷幕。

FIRE-3 研究的目的是什么？

　　这是一个开放标签、多中心、随机对照 III 期临床试验，目的是观察西妥昔单抗联合 FOLFIRI 方案（E+FOLFIRI 组）对比贝伐珠单抗联合 FOLFIRI 方案（A+FOLFIRI 组）作为一线治疗方案在转移性结直肠癌中的治疗效果。

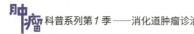

能我们简单介绍下 FIRE-3 研究吗？

FIRE-3 研究从 2007 年 1 月开始入组，至 2012 年 9 月入组结束，共有来自 116 个研究中心（德国 110 家和澳大利亚 6 家）的 752 例患者参与试验筛选，包括实验组（E+FOLFIRI 组）380 例，对照组（A+FOLFIRI 组）372 例。但是 FIRE-3 研究在 2008 年又增加了入组条件，要求患者的 KRAS 第 2 外显子为野生型。最后有 592 例患者入组，包括实验组（E+FOLFIRI）297 例，对照组（A+FOLFIRI）295 例。

为什么仅要求 KRAS 第 2 外显子野生型呢？

FIRE-3 研究设立之初同样没有认识到 KRAS 基因与西妥昔单抗的相关性，并没有将 RAS 基因作为入组筛选条件。在研究过程中才逐渐认识到只有 KRAS 野生型患者才是西妥昔单抗的目标人群。于是，FIRE-3 研究者 2008 年增加对 KRAS

第 2 外显子的检测，2013 年又增加了对 KRAS 第 3/4 外显子和 NRAS 第 2/3/4 外显子的检测。之后，又对 BRAF 等基因进行了检测。

西妥昔单抗和贝伐珠单抗对晚期 RAS 野生型肠癌究竟哪个效果更好呢？

FIRE-3 研究数据于 2014 年首次发表在 LANCET ONCOLOGY 杂志上。2014 年数据显示，KRAS 第 2 外显子野生型患者中 E+FOLFIRI（297 例）对比 A+FOLFIRI（295 例）能够显著提高转移性结直肠癌患者的总生存期（28.7 个月 vs 25.0 个月），但是无进展生存期（10.0 个月 vs 10.3 个月）和客观反应率（62% vs 58%）均未达到预期结果，两组间并无明显差异。

2014 年数据显示，RAS（KRAS 第 2/3/4 外显子和 NRAS 第 2/3/4 外显子）全野生型患者中 E+FOLFIRI（205 例）对比 A+FOLFIRI（202 例）能够提高转移性结直肠癌患者的总生存期（33.1 个月 vs 25.6 个月），但无进展生存期（10.4 个月

vs 10.2 个月）和客观反应率（65% vs 60%）在两组间并无明显差异。

为解答试验组（E+FOLFIRI）对比对照组（A+FOLFIRI）为何能够提高总生存期，却不能提高其他两个指标，发表于 2015 年的一项研究曾试图分析二线治疗是否会影响患者生存期。该研究共有 414 例患者接受二线治疗，256 例患者接受三线治疗。结果显示在接受二线治疗的 KRAS 第 2 外显子野生型患者中，选用 E+FOLFIRI 的患者总生存期（16.3 个月 vs 13.2 个月）和无进展生存期（6.5 个月 vs 4.7 个月）均较对照组明显提升。另外，研究还显示选用 E+FOLFIRI 的 RAS 基因全野生型患者总生存期（17.6 个月 vs 14.8 个月）和无进展生存期（6.7 个月 vs 4.8 个月）均比对照组明显提升。

2016 年，该研究公布了 KRAS 和 NRAS 基因全野生型患者数据。发现，E+FOLFIRI（199 例）对比 E+FOLFIRI（201 例）能够提高转移性结直肠癌患者总生存期（33.1 个月 vs 25.0 个月），但无进展生存期（10.3 个月 vs 10.2 个月）和客观反应率（65.3% vs 58.7%）在两组间无明显差异。

2017 年，该研究对 RAS 突变、BRAF 突变的患者进行统计，发现西妥昔单抗和贝伐珠单抗对这部分患者的治疗效果没有明显差异。

2021 年，FIRE-3 研究继续更新数据。除了延长随访时间外，还对左半结肠癌和右半结肠癌分别进行了分析。结果显示，在 RAS 全野生型患者中 E+FOLFIRI 组可持续增加总生存期的获益（32.5 个月 vs 26.1 个月），其中在左半结肠癌患者中西妥昔组可以提高 10 个月中位总生存期（38.2 个月 vs 28.2 个月）。

 真没想到 FIRE-3 研究可以得到这么多数据啊。

其实 FIRE-3 研究不止得到上面提到的数据和文章。在 2019 年 FIRE-3 研究还对共识分子亚型（consensus molecular subgroups，CMS）的患者进行了深入分析。不过，研究发现 CMS 并不能指导临床方案的制定。2020 年，他们还分析了西妥昔单抗的皮肤毒性与生存获益。西妥昔单抗治疗后出现 2~3 级皮肤毒性较 0~1 级皮肤毒性患者，有更好的生存获益。正基于此，临床上不再刻意追求降低西妥昔单抗的皮肤毒性。在保证皮肤毒性可耐受的情况下，我们一般不会降低西妥昔单抗的治疗剂量。

FIRE-3 研究算是一个很成功的临床试验吗？

　　评价一项研究是否成功并不一定要看该研究是否达到研究终点。FIRE-3 研究并没有达到它的主要研究终点客观反应率，但是并不妨碍它成为一项经典的临床研究。简单总结一下，FIRE-3 研究阐明了以下几个问题：①西妥昔单抗在 RAS 野生型肠癌患者中治疗效果好；② BRAF 突变会影响西妥昔单抗的治疗效果；③皮肤毒性与治疗效果相关；④ RAS/BRAF 野生型左半肠癌患者是西妥昔单抗的潜在获益人群。

　　另外，仅 FIRE-3 这项临床试验的直接相关文章就有近 30 篇，其中不乏顶级期刊，包括 *Lancet Oncology* 2 篇、*Annals of Oncology* 4 篇、*J Clin Oncology* 1 篇、*Clin Cancer Research* 2 篇和 *European Journal of Cancer* 6 篇等。如此看来，FIRE-3 当真算是一个成功的临床研究项目。

六、"左西右贝"的由来

古有楚汉相争，鸿沟为界；今有"西贝"联手，左右分工。"西"当然是指西妥昔单抗，"贝"当然就是贝伐珠单抗。

 如此看来，在RAS基因野生型转移性肠癌中，西妥昔的霸主地位算是坐稳了吧？

那可不一定。在 TAILOR 和 FIRE-3 研究最后的报道中提示左半结肠癌和右半结肠癌对治疗方案反应出不一样的治疗效果。

 这么看来西妥昔单抗和贝伐珠单抗之争还在继续 啦？

是的。早在TAILOR（2018年）和FIRE-3（2021年）研究数据发表之前，来自比利时的Sabine Tejpar等人为探讨左半结肠癌和右半结肠癌对西妥昔单抗的治疗效果，已经着手将CRYSTAL和FIRE-3研究数据放在一起进行了分析。

研究者是如何认识到左半结肠癌和右半结肠癌因位置不同而产生治疗差异的呢？

2015年发表的对NCIC CO.17研究再分析的文章显示，在左半结肠癌患者中，西妥昔单抗组（122例）较对症支持治疗组（127例）总生存期（10.1个月 vs 4.8个月）和无疾病进展期（5.4个月 vs 4.8个月）均有所提升；但在右半结肠癌中两个指标却并无差异。另一项中国的研究也显示，仅在左半结肠癌患者中，西妥昔组（68例）较对照组（49例）显著提升总生存期（一线：28.9个月 vs 20.1个月；二线：17.1个月 vs 12.4个月）。

但是，在Sabine Tejpar等人对CRYSTAL和FIRE-3研究再分析之前，并没有大型III期研究数据证实这个结论。

为什么要把 CRYSTAL 和 FIRE-3 研究数据
一起分析呢？

首先，这两项研究具有相当大的相似之处。入组人群都是未经治疗的转移性结直肠癌，都是 III 期临床研究，靶向药物都包括西妥昔单抗，联合的化疗方案都是 FOLFIRI 方案。其次，把两项研究放在一起分析，可以扩大样本量减少统计学分析误差。值得注意的是，Sabine Tejpar 等人并没有把两项研究数据简单合并，而是分别进行分析只不过是放在一篇文章中发表而已。

把 CRYSTAL 和 FIRE-3 研究再分析的目的是什么？

Sabine Tejpar 等人把 CRYSTAL 和 FIRE-3 研究中 RAS 基因（KRAS/NRAS 第 2/3/4 外显子）野生型的患者进行再分析，主要目的就是探讨西妥昔单抗和贝伐珠单抗的潜在目标人群。

CRYSTAL 和 FIRE-3 研究中左半结肠癌和右半结肠癌的人群分布特征是怎样的？

CRYSTAL 研究中 RAS 基因全野生型患者中左半结肠癌患者 280 例（76%）、右半结肠癌患者 84 例（23%），其中 1 例患者的肿瘤因横跨左半结肠和右半结肠而被剔除。FIRE-3 研究中 RAS 基因全野生型患者中左半结肠癌患者 306 例（76.5%）、右半结肠癌患者 88 例（22%），其中 6 例患者因肿瘤位置不明被剔除。

那得出了什么样的结论呢？

CRYSTAL 研究数据显示，西妥昔单抗治疗组中左半结肠癌患者较右半肠癌患者总生存期延长 10 个月；FIRE-3 研究数据显示，西妥昔单抗治疗组中左半结肠癌患者较右半结肠癌患者延长 20 个月，均具有显著统计学意义。另外，两项研究中西妥昔单抗治疗组中左半结肠癌患者的无进展生存期和客观反应率也较右半结肠癌患者有所提高，且具有统计学差异。

CRYSTAL 和 FIRE-3 研究中，RAS 基因野生型的左半结肠癌患者接受西妥昔单抗的治疗组较对照组总生存期有显著提升。

最后得出的结论是，在 RAS 基因野生型肠癌患者中，左半结肠癌选用西妥昔单抗可显著提升治疗效果，这也就是"左西"的由来。

那"右贝"呢？

Sabine Tejpar 等人发现，CRYSTAL 研究中右半结肠癌患者西妥昔联合化疗组较对照化疗组并没有显著提升总生存期（18.5 个月 vs 15.0 个月）。FIRE-3 研究中，右半结肠癌患者的总生存期在西妥昔联合化疗组反而较贝伐珠联合化疗组有所降低（18.3 个月 vs 23.0 个月）。虽然都没有显示出统计学差异，但这也提示在右半结肠癌中西妥昔单抗并没有显示出生存优势。也是基于此，针对右半结肠癌患者，临床优先推荐贝伐珠单抗。

　　同时期还有一项很重要的研究：CALGB/SWOG 80405 研究。该研究尝试对原发肿瘤部位是否会影响预后，以及西妥昔单抗和贝伐珠单抗两种靶向药物对于晚期结直肠癌的治疗是否存在差异进行了探索。该研究对 474 例可区分左右半结肠癌的全 RAS 野生型晚期肠癌患者进行了亚组分析（左半结肠癌占比较大，约为 70%）。西妥昔单抗组和贝伐单抗组中位总生存期分别为 32.5 个月和 31.2 个月（P=0.48），差异无统计学意义。但根据原发肿瘤位置分组后，左半肿瘤患者预后明显优于右半患者总生存期（35.2 个月 vs 21.9 个月，P=0.009）。在西妥昔单抗组，左半结肠癌中位总生存期达 39.3 个月，右半结肠癌仅为 13.7 个月（P=0.001）；同时无进展生存期上也存在显著差异（12.7 个月 vs 7.5 个月，P=0.002）。但在贝伐珠单抗组，左右半结肠癌患者没有明显差异（总生存期：32.6 个 vs 29.2 个月，P=0.5；无进展生存期：11.2 个月 vs10.2 个月，P=0.96）。因此，该项研究也成为"左西右贝"有力循证医学证据。

　　除此之外，2005 年一项 Ⅱ 期临床研究 [J Clin Oncol，2005，23:3697–705]、2007 年 E3200 Ⅲ 期研究 [J

Clin Oncol，2007，25:1539–1544]、2008 年一项 II 期临床研究 [J Clin Oncol，2008，26:2013–2019] 等都显示联合贝伐珠单抗可提高晚期结肠癌患者疾病无进展期；尤其在 E3200 研究中联合贝伐珠单抗更显著提高晚期结肠癌患者的总生存期。因此，除外明确 RAS 基因野生型左半结肠癌外，贝伐珠单抗被推荐用于其他的晚期肠癌的治疗。

西妥昔单抗与贝伐珠单抗，在晚期肠癌的治疗中都表现不俗，很难简单评价孰优孰劣。

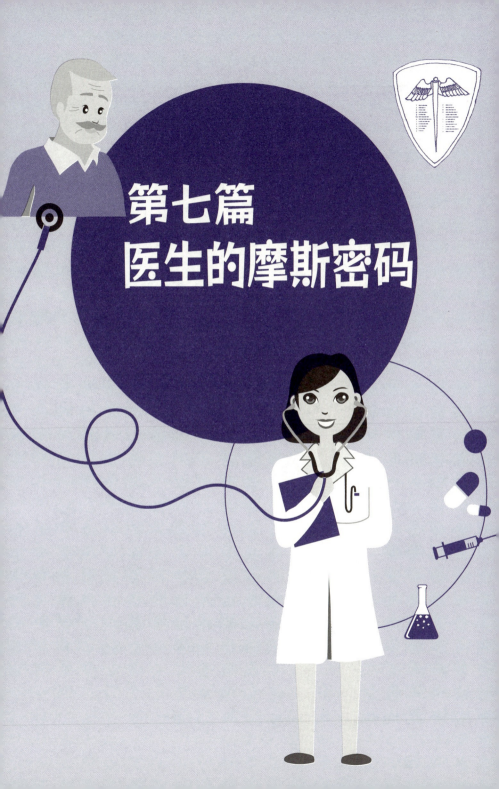

第七篇
医生的摩斯密码

一、肿瘤评估 -RECIST 最有话语权

你是否曾听到医生一声呐喊，CR…CR…终于 CR 了，脸上露出灿烂笑颜；

你是否也曾见到医生眉头紧锁，小声念到 PD…PD…怎么就 PD 了；

CR 是什么，PD 又是什么，医生什么时候发明了新的语言？

这就是今天的主角，全世界通用的"摩斯密码"—实体瘤疗效评价标准（response evaluation criteria in solid tumors，RECIST）。

 什么是 RECIST ？

目前临床医生应用的为 RECIST 1.1 标准，是通过单径测量法来判断实体瘤治疗效果的一种方法。20 世纪 80 年代末，世界卫生组织确定了实

 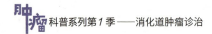

体瘤双径测量的疗效评价标准，以最大径及其最大垂直径的乘积代表肿瘤面积，以此变化来代表体积的变化。但是，这个方法比较繁琐，因而在实际临床工作中进行了改良，于 1999 年形成了 RECIST 标准。2009年经过最终修订，就形成了目前肿瘤专科医生通用的RECIST 1.1 标准。

什么是单径测量法？

单径测量法就是以肿瘤最大径的变化来代表肿瘤体积的变化（如图 7-1）。

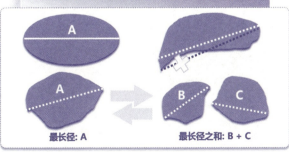

图 7-1 单径测量法

如何进行肿瘤评估呢?

　　首先要寻找可测量病灶，测量病灶需要满足以下条件：① CT 扫描：病灶直径＞ 10mm（CT 扫描层厚度不大于 5mm）；②浅表的病灶用卡尺测量，病灶直径＞ 10mm（不能用卡尺准确测量的病灶，应记录为不可测量病灶）；③恶性淋巴结：基于 CT 扫描（CT 扫描层厚度不大于 5mm）评估的淋巴结短径≥ 15mm，才可将其认为是病理性增大和可测量病灶；④基于胸部 X 线检查，病灶直径需＞ 20mm。

　　可测量病灶之外的所有其他病灶，则归为不可测量病灶，包括小病灶（最长径 <10mm 或病理淋巴结短径＜ 15mm）和无法测量病灶（浆膜腔积液、脑膜疾病、皮肤/肺的癌性淋巴管炎等）。

　　其次，要确定靶病灶，靶病灶一定是可测量病灶。最多可选 5 处可测量病灶，但每种器官不超过 2 处病灶。

　　接下来，所有靶病灶的直径相加求和（包括非淋巴结病灶的最长直径和淋巴结病灶的短径），作为疾病基线水平参考值。

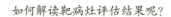
如何解读靶病灶评估结果呢？

主要分为四种评估结果：

（1）完全缓解（CR，complete remission）：所有靶病灶和非靶病灶都消失，且一月后复测仍无任何病灶，全部淋巴结直径必须均 <10mm，肿瘤标志物降至正常水平；

（2）部分缓解（PR，partial remission）：靶病灶直径之和与基线比较至少缩小 30%；

（3）疾病进展（PD，progressive disease）：靶病灶长径总和增加 20%，同时绝对数增大 5mm，或出现新发肿瘤病灶；

（4）疾病稳定（SD，stable disease）：靶病灶缩小未达 PR，增大未达 PD。

靶病灶的评估结果能否代表患者疾病的评估结果呢？

一般来说，靶病灶的评估结果基本代表患者疾病的评估结果。但是，也要根据是否出现新的病灶以及非靶病灶的变化情况综合评估。

随着免疫治疗在肿瘤中的广泛应用，2017 年基于 RECIST 1.1 正式提出实体瘤免疫治疗疗效评价 标 准（immune response evaluation criteria in solid tumor，iRECIST）。iRECIST 中提出了两个新概念：未确认的疾病进展（immune unconfirmed progressive disease，iUPD）和确认的疾病进展（immune confirmed progressive disease，iCPD）。iUPD 按 RECIST 1.1 标准中 PD 的标准来确定，评估为 iUPD 需要继续进行下一周期评估，来明确是否为 iCPD。如果评估为 iUPD 后，需再次（一般为 4~8 周后）进行影像学评估，证实靶病灶增加至少 5mm，则评价为 iCPD；如果 iCPD 在下次评估时没有被确认，iUPD 可以被评价多次；若后续影像学评估没有检测到变化，则该时间节点疗效评价为 iUPD。只要没有确定 iCPD，就可以在评价 iUPD 之后继续评定 iCR、iPR 或 iSD。

人的眼睛是一把尺，衡量世间万物是非曲直，公道自在人心；RECIST 标准也是一把尺，评估肿瘤大小判断治疗效果，公认简便服务于临床。

二、零分的快乐

在当前社会的评分体系里，好像人们都喜欢高分——学生喜欢 100 分，老师喜欢 100 分，家长喜欢 100 分，分数越高大家越开心。

可是，在临床上，有个体力状况评分，医生最喜欢的是 0 分。

 什么是体力状况评分？

体力状况评分指评价患者的体力活动状态（performance status，PS），即通过患者的体力状态来评估患者的健康状况和对治疗的耐受能力。

 体力状况评分包括哪些内容？

PS 评分（也称为体力状况分析评分）是最常用的体力评分标准，主要分为6个级别，从0~5分。

　　0 分：活动能力完全正常，与发病前的活动能力没有任何差异；

　　1 分：能自由走动，从事轻体力活动，包括一般家务或办公室工作，但不能从事较重的体力活动；

　　2 分：能自由走动，生活自理，但已丧失工作能力，不少于一半的日间时间可以起床活动；

　　3 分：生活仅能部分自理，日间一半以上时间卧床或坐轮椅；

　　4 分：卧床不起，生活不能自理；

　　5 分：死亡。

PS 评分有什么用？

　　PS 评分的分值越低，表示健康状况越好；PS评分的分值越高，表示健康状况越差。一般来说，PS 评分 0~1 分常表示患者可耐受抗肿瘤治疗给身

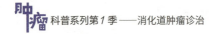

体带来的副作用，而 2 分及以上的患者常不能耐受抗肿瘤治疗。故临床上一般在进行抗肿瘤治疗前，会对患者进行 PS 评分再行治疗，通过 PS 评分对患者进行筛选。

　　这下大家明白为什么医生喜欢 0 分了吧。当然，医生喜欢的不仅仅是 0 分，而是一个好的体力状态。

三、和癌痛说拜拜

和肿瘤相关的疼痛，统称为癌痛。

你知道吗？癌痛也是分级别的，今天我们就来聊一下出现癌痛该怎么办。

引起癌痛的原因有哪些？

　　癌痛目前常用三种评分方法：数字分级法（NRS）、面部表情疼痛评分量表法和主诉疼痛程度分级法（VRS）。

数字分级法（NRS）

　　NRS 是最常用的方法，使用《疼痛程度数字评估量表》对患者疼痛程度进行打分（见图 7-2）。将疼痛程度按 0~10 评分，0 分代表无疼痛，10

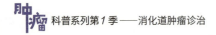

分代表能够想象的最剧烈疼痛，让患者选择最能代表自身疼痛的数字。根据患者打分，可将疼痛分为：轻度疼痛（1~3分）、中度疼痛（4~6分）、重度疼痛（7~10分）。

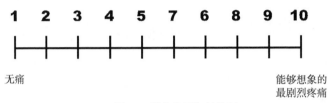

图 7-2 数字分级法（NRS）

面部表情疼痛评分量表法

对于一些儿童、老年人、存在语言文化差异或其他交流障碍的患者，可以根据患者疼痛时的面部表情状态进行评估。

主诉疼痛程度分级法（VRS）

通过患者对疼痛的主诉，将疼痛程度分为轻、中、重度三类，让患者选出最能代表其疼痛程度的词，主要包括：

轻度疼痛：患者出现疼痛，但可忍受，不影响日常生活，睡眠未受到干扰；

中度疼痛：疼痛明显，无法忍受，需要服用镇痛药物，睡眠受到干扰；

重度疼痛：疼痛剧烈，无法忍受，需用服用镇痛药物，睡眠受到严重干扰，可伴有植物神经功能紊乱或被动体位。

癌痛如何治疗呢？

三阶梯止痛治疗法，具体如下：

轻度疼痛：可选用非甾体类抗炎药物（NSAID），例如散利痛、西乐葆等；

中度疼痛：可选用弱阿片类药物或低剂量的强阿片类药物，例如强痛定、奇曼丁等，并可联合应用非甾体类抗炎药物以及辅助镇痛药物；

重度疼痛：首选强阿片类药物，例如吗啡、美施康定、奥施康定和芬太尼透皮贴剂等，并可合用非甾体类抗炎药物以及辅助镇痛药物。

癌痛药物是痛了再吃吗？

不能痛了才吃。建议按时给药，规律服用药物，待抗肿瘤治疗起效、疼痛控制后，可以进行药物减量。按时服药有助于维持稳定、有效的血药浓度，起到更稳定的止痛效果。

癌痛其实并不可怕，也无需恐惧，目前治疗癌痛的药物基本能够控制住各种癌痛；遵医嘱服用止痛药，也无需担心上瘾。癌痛治疗本身也是抗肿瘤治疗的一部分，积极控制癌痛才能更好地进行肿瘤控制。

四、大名鼎鼎的 TNM 分期

提到肿瘤，人们第一时间就会问这个肿瘤是早期还是晚期，那么肿瘤究竟是如何进行分期的呢？

 什么是肿瘤分期？

临床上大多数肿瘤应用 TNM 分期进行疾病分类，目前采用的是国际抗癌联盟（UICC）和美国癌症联合会（AJCC）第八版 TNM 分期系统。通常分为 I 期、II 期、III 期和 IV 期。一般来说，I 期为早期；II~III 期为中期，也称为局晚期；IV 期为晚期。

 TNM 有什么含义？

T 指肿瘤原发灶的情况，N 指区域淋巴结受累情况，M 指有无远处转移。对于空腔脏器，如胃、肠、胆囊等，T 指肿瘤从黏膜层向外浸润的深度；对于实质脏器，如肺、乳腺等，T 指肿瘤的大小。不同肿瘤根据 T、N、M 划分为 I~IV 期。

肿瘤分期有什么用？

首先，这是一个公认的肿瘤分期标准，方便不同国家和地区的医生进行交流，有助于肿瘤诊断和治疗方案的统一和普及。其次，肿瘤分期是对成千上万份病例进行分析总结后得出来的，与疾病预后具有相关性，分期越晚预后越差。

肿瘤分期能够决定肿瘤的治疗方式吗？

一般来说，早期肿瘤可以通过手术得到根治，晚期肿瘤通常借助于化疗、靶向、免疫等方式进行全身治疗。部分中晚期肿瘤可以通过新辅助或转化治疗后再行手术切除。

　　不同分期的肿瘤有着不同的治疗模式。随着分子检测和靶向治疗在临床上的应用，根据靶点而不拘泥于分期的治疗方案也在一些肿瘤中实施。但是，肿瘤分期仍然是肿瘤诊断和治疗模式选择的重要依据，具有不可替代的临床指导意义。

当 ChatGPT 横空出世，人工智能成为人们争相讨论的热点问题。编程语言是其背后的支撑，其中有种编程方法叫 R 语言。你知道吗，在医学上也有一种 "R" 语言，相比计算机语言而讲，虽然它很简单，但是，也意义非凡。那究竟什么是医学上的 R 语言呢？你知道它代表什么含义吗？

医学上的 R 语言，R 指什么呢？

这里的 "R" 是指手术切缘（resection margin），分为 R0、R1 和 R2。R0 代表肉眼和显微镜下切缘均是阴性；R1 代表显微镜下切缘阳性，但肉眼阴性；R2 代表肉眼残留。

这样标识有什么意义？

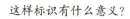

不同的切缘状态，后续的诊疗方案不同。肿瘤切除手术后常规需要明确切缘是否有肿瘤残余，能够做到 R0 切除说明肿瘤切除比较彻底。但是一些急症手术或者姑息性肿瘤切除术，可能无法做到切缘阴性。对于无法达到 R0 切除的患者，需要进行后续强化治疗，比如全身化疗或局部放疗等。

一般手术做到什么标准才能达到 R0 切除呢？

如果要做到肿瘤切除干净，一般除了需要把肿瘤进行完整切除外，还需要把肿瘤外周的 3~5cm 的正常组织也一并切除。我们所检测的切缘就是切除的最外周的组织，只有切除的最外周组织为阴性，才是 R0 切除。

六、什么是 TRG ？

有不少医学报告，总是会出现各种英文缩写，比如今天要讲的 TRG，你有听说过吗？你知道这是什么意思吗？

什么是 TRG ？

　　TRG（tumor regression grading）是指肿瘤退缩分级，是对手术标本进行的病理诊断。目前多采用美国国立综合癌症网络（NCCN）和美国癌症联合会（AJCC）标准。

TRG 分几级？

根据 NCCN 和 AJCC 标准，TRG 共分四级：

0 级：完全退缩，镜下无可见的肿瘤细胞；

1 级：接近完全退缩，镜下仅见单个或小灶肿瘤细胞；

2 级：部分退缩，有明显退缩但残余肿瘤多于单个或小灶肿瘤细胞；

3 级：退缩不良或无退缩，残余肿瘤范围广泛，无明显退缩。

这里的肿瘤细胞指存活的细胞，不包括退变或坏死细胞，无细胞成分的黏液也不能被评估为肿瘤残留。

TRG 有什么用？

TRG 用于评估原发肿瘤经放化疗等手段治疗后的病灶，主要是指新辅助治疗后手术标本的肿瘤残留状态，是对肿瘤新辅助治疗效果的评估。

此外，针对直肠癌还有磁共振成像（MRI）肿瘤退缩分级（MRI tumor regression grading，

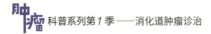

mrTRG）。MRI 检查是直肠癌分期的重要检查手段，主要是因为 MRI 在盆底结构和筋膜等方面具有独特的影像优势。MRI 有两种基本成像：T1WI（T1 加权成像）和 T2WI（T2 加权成像）。T2WI 能够清楚分辨直肠壁的各层结构，准确判断肿瘤的浸润深度、淋巴结转移数目、直肠系膜筋膜甚至脉管侵犯情况。

根据不同的 T2WI 信号，分为：

mrTRG1：较薄的纤维化，T2WI 低信号，瘤床区域无中等信号；

mrTRG2：致密纤维化，T2WI 没有明确的中等信号；

mrTRG3：主要表现为低信号纤维化，瘤床区域伴有肉眼可见的散在或局部中等信号灶；

mrTRG4 和 mrTRG5：T2WI 以中等信号肿瘤灶为主，有轻微纤维化或无纤维化信号。

mrTRG1 和 mrTRG2 相当于肿瘤完全缓解，mrTRG3 相当于肿瘤部分缓解，而 mrTRG4 和 mrTRG5 相当于治疗无应答。

新辅助治疗在肿瘤治疗中有着重要的价值，能够起到降期、判断抗肿瘤药物敏感性等作用。TRG 分级起到了规范统一判断新辅助治疗疗效标准的作用。

七、CRS 有何用？

　　一般来讲，出现远处转移的肿瘤是不能做手术的。但是结直肠癌肝转移是少有的原发灶和转移灶都可以进行手术切除的特殊情况。有一种评分叫 CRS，可以针对结直肠癌肝转移术后的复发风险进行评估，你知道它是什么吗？

什么是 CRS？

　　CRS（clinical risk score）指临床风险评分，是目前结直肠癌肝转移患者应用最广泛的预后评分系统。

CRS 包括哪些内容？

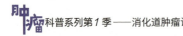

CRS 是由 Fong 等人在 1999 年通过对 1000 多例结直肠癌肝转移术后患者进行分析总结得出的评分原则。

CRS 共包括 5 个危险因素：原发灶肿瘤分期淋巴结转移为阳性、同时性转移或异时性转移距离复发灶手术时间 <12 个月、肝转移肿瘤数目 >1 个、最大肝转移灶直径 >5 cm、术前癌胚抗原（CEA）>200 ng/mL。每个项目各为 1 分。

CRS 分数有什么含义？

0 ～ 2 分为 CRS 评分低，3~5 为 CRS 评分高。CRS 评分越高，复发风险越大。危险因素越多，CRS 分值越高，意味着生存率也越低。据统计，0 分者 5 年生存率 60%，而 5 分者仅为 14%，0~2 分者与 3 ～ 5 分者的 5 年生存率分别为 47% 与 24%，中位生存时间分别为 74 个月与 22 个月。

CRS 的临床意义是什么？

CRS 分值越高的患者，由于其复发风险高，这部分患者就越需要进行高强度的抗肿瘤治疗。所以，CRS 在结直肠癌患者预后判断及治疗策略制定上都有一定指示作用。比如，CRS 0~2 分的结直肠癌肝转移患者，一般直接进行肠肝同切手术，而 CRS 3~5 分的结直肠癌肝转移患者，需要进行围手术期治疗后再进行手术。

临床医学是一门讲究循证的科学，通过对临床经验的积累和总结，得出临床指南进而再指导临床工作。CRS 评分就是一个很好的来源于临床实践，又反馈服务于临床的典型案例。总之，无论是何种评分或者指南，目的都是服务于临床。

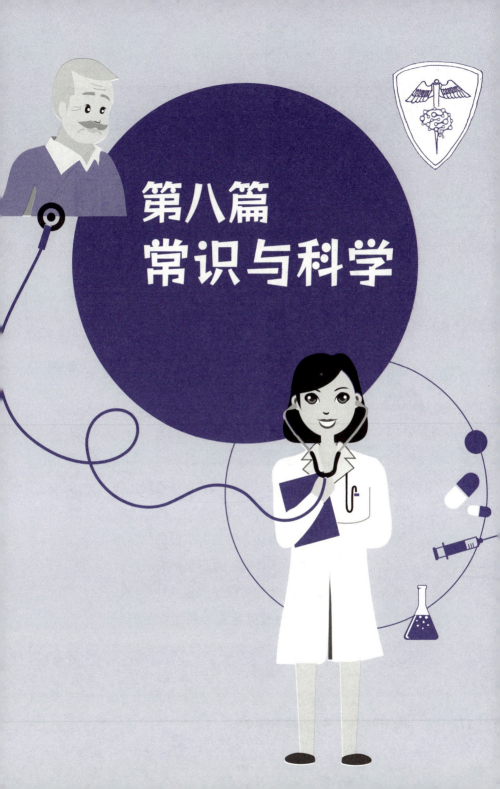

第八篇
常识与科学

你是否有疑惑，明明都是一个肿块，为什么有的是良性，有的却是恶性，究竟该如何区分肿瘤的良与恶呢？

什么是肿瘤？肿瘤都是肿块吗？

肿瘤（tumor）是机体在各种致癌因素作用下，细胞在基因水平上失去对其生长的正常调控，导致其克隆性异常增生而形成的新生物。广义上的肿瘤包括实体瘤和血液病，但通常所说的肿瘤指的是实体瘤。即便是实体瘤，也不是所有的肿瘤都表现为肿块，有些肿瘤可能呈现浸润性生长，特别是空腔脏器的肿瘤更容易表现为溃疡的形态。

良性肿瘤和恶性肿瘤有哪些差异性特征呢？

①生长速度不同：良性肿瘤生长慢；恶性肿瘤生长快。②生长方式不同：良性肿瘤膨胀性生长且与周围组织界限清；恶性肿瘤呈浸润性生长，没有边界，易与周围组织发生粘连。③肿瘤质地不同：良性肿瘤质地柔软，用手推压后会移动；恶性肿瘤质地坚硬，位置固定不动。④分化程度不同：良性肿瘤分化好，与正常组织接近；恶性肿瘤分化差，异型性明显。⑤转移倾向不同：良性肿瘤不转移也不会发生扩散；恶性肿瘤容易发生播散及转移。⑥机体消耗程度不同：良性肿瘤一般不会对机体产生消耗；恶性肿瘤会引起机体的能量消耗，引起消瘦、贫血等症状。

良性肿瘤和恶性肿瘤本质区别是什么？

良性和恶性肿瘤最本质的区别就是细胞是否存在无限制增生及转移。

什么是评判肿瘤良性与恶性的标准？

病理学诊断是确定肿瘤良性与恶性的金标准，建议进行穿刺活检明确病理学特征。

 怀疑恶性肿瘤需要做哪些检查？

化验肿瘤标志物，行 CT/MRI/ 超声等检查，以及胃镜 / 肠镜等，必要时行 PET-CT 检查以进一步明确肿瘤原发灶及分期。

 良性肿瘤需要治疗吗？

大多数良性肿瘤不需要治疗。但是，像一些位置特殊（比如肠息肉）、容易恶变（比如乳腺纤维瘤）的肿瘤，还是建议积极治疗，避免发生恶化。

 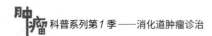

恶性肿瘤可以不治疗吗？

一旦确定恶性肿瘤就需要进行治疗。同时，要结合患者体力状况、肿瘤的位置、病理类型、分期及分子特征等制定抗肿瘤方案。

良性肿瘤与恶性肿瘤，一字之差，结局却千差万别。养成良好的作息习惯、健康饮食，从点滴做起，拒绝一切"恶"化。

二、癌和肉瘤哪个更恶？

说起癌症，人们就会谈癌色变。但当知道了肉瘤，同样也惶恐不安。你是不是也想知道癌和肉瘤究竟哪个恶性程度更高呢？

癌和肉瘤是一种病吗？

癌和肉瘤都是恶性肿瘤，这是它们的共同特征。但是，它们又不一样。癌（carcinoma）是指起源于上皮组织的恶性肿瘤，肉瘤（sarcoma）是指来源于间叶组织的恶性肿瘤。所以从根本上讲，癌和肉瘤是两种不同的疾病。

癌和肉瘤哪个更常见？

临床上癌更常见，发病率约为肉瘤的 9 倍，多见于 40 岁以上的成年人；肉瘤少见，且大多见于青少年。

为什么癌比肉瘤更常见？

上皮组织面积大（如皮肤、黏膜等），多与外界直接接触，受到外界致癌因素刺激的机会多；其次，上皮组织较间叶组织更新速度快，损伤及错误复制的概率也会增加。这些都增加了上皮组织出现恶变的机会。

癌和肉瘤都有哪些区别呢？

除了组织来源不同，它们之间还有很多差别。①癌质地较硬、色灰白、较干燥，切面常呈粗颗粒状，常有坏死；肉瘤质地软、色灰红、湿润、鱼肉状，常有出血。②癌多形成癌巢，实质与间质分界清楚，纤维组织有增生；肉瘤细胞多弥漫性分布，实质与间质分界不清，间质内血管丰富，纤维组织少。③癌细胞间多无网状纤维；肉瘤细胞间却多有网状纤维。癌细胞可见桥粒，细胞器发达；肉瘤可见微腺腔及连接复合体，细胞器少见。④癌多经淋巴道转移；肉瘤多经血道转移。

癌和肉瘤的病理标志物有何区别？

"

　　癌细胞表达上皮标记（如细胞角蛋白）；肉瘤细胞表达间叶标记（如波形蛋白）。不同的肿瘤又会存在特异性较强的标志物，常用标志物有P40、CK5/6（鳞癌）；TTF-1、NapsinA（腺癌）；CD56、CgA、Syn（小细胞癌）；EMA、Vimentin（肉瘤）。

肉瘤样癌，是肉瘤还是癌？

肉瘤样癌本质是癌。肉瘤样癌实质成分是癌细胞呈梭形细胞变异，即来源于上皮组织的癌细胞经上皮间质转化过程及完全性间叶表型关闭后形成的一组转化性癌；间质成分常由杂乱无章或交织束状排列的梭形细胞构成。该肿瘤的侵袭性强，恶性程度高。

听说还有癌肉瘤，它又是什么呢？

癌肉瘤和肉瘤样癌主要依据病理学进行的诊断，它们都同时有上皮样肿瘤和间叶性肿瘤的特点，癌成分多为鳞癌或腺癌，肉瘤成分最常见的是纤维肉瘤。如果显微镜下肉瘤中有明确的异源性肉瘤成分，如能明确为骨肉瘤、软骨肉瘤或者横纹肌肉瘤等，就命名为癌肉瘤；反之，如无明确的异源性肉瘤成分，则命名为肉瘤样癌。

癌和肉瘤的治疗差别大吗？

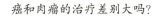

　　癌的化疗药物常包括铂类、紫杉类或者氟尿嘧啶类等；肉瘤的化疗药物主要包括蒽环类、环磷酰胺或者异环磷酰胺等。癌和肉瘤都可以根据分子检测结果进行免疫和靶向治疗。

三、肿瘤患者该如何增强免疫力

大家都知道免疫力是个好东西，增强免疫力也就增加了对抗疾病的能力。那你知道免疫力究竟是何物吗？

什么是免疫力？

免疫力是人体自身的防御机制，是一种可以识别和消灭外来侵入的异物（病毒、细菌等）、识别和处理体内异常细胞的能力，是一道无形的生理防线，默默守护机体的健康。

这种免疫力是由谁来负责的呢？

人体有免疫系统肩负此重任。人体免疫系统不仅组织庞大、成员众多，而且相互影响、盘根错节，极为精密。免疫系统包括脾脏、骨髓、胸腺、淋巴结和扁桃体等免疫器官，淋巴细胞、吞噬细胞和树突状细胞等免疫细胞，以及淋巴因子、细胞因子和免疫球蛋白等免疫分子。

 肿瘤患者为什么常会免疫力低下？

肿瘤患者确实会比普通人容易出现免疫力下降的问题，例如会经常感冒、容易感到劳累等。这主要是因为肿瘤本身或抗肿瘤治疗都会削弱机体的免疫系统。此外，被诊断肿瘤后人们往往心情低落、食欲下降，这些也无形中降低了机体免疫力。

 如何增强机体免疫力呢？

免疫系统实施功能的物质基础主要是能量，特别是优质蛋白质，所以免疫系统需要优质的营养供应，通过合理的膳食结构来保持营养均衡很重要。同时，保持心情舒畅、适度运动，免疫细胞也会时刻保持良好状态。

有没有增强机体免疫力的药物呢？

其实没有专门增强免疫力的药物。目前比较公认且容易获得的就是胸腺肽类物质（胸腺组织分泌的、具有生理活性的一组多肽），其机制为诱导 T 细胞的成熟分化，具有调节机体免疫力的作用。另外，一些植物糖类或中药具有固本扶正的作用，也可用于辅助提升机体免疫力。

免疫力是不是越强越好？

当然不是。免疫力过弱或过强都不好，免疫力弱可以给细菌或病毒侵入机体的机会，但是免疫力过强同样可以引起疾病，比如像系统性红斑狼疮、类风湿性关节炎等都是因为免疫系统过度活跃引起的。

免疫力是对抗外界的一道生理防线，它由很多因素决定。有时候人的信念感很重要，它可以给我们的免疫系统一个正向反馈。

四、穿刺会引起肿瘤扩散吗？

明确肿瘤的病理诊断及分型，有一个重要且不可或缺的环节，那就是肿瘤确诊的金标准：穿刺活检。大家都知道肿瘤有一个转移播散的特性，穿刺活检会不会引起肿瘤扩散呢？

 为什么要做穿刺活检？

病理学是诊断肿瘤的金标准，所以当临床高度怀疑为肿瘤的时候需要进行病理学检测，以明确疾病的病理分类。

 如何进行穿刺？

一般是经皮穿刺活检，以细针刺破皮肤，以最短穿刺路径找到病灶，取得足够的病变组织后拔针，按压止血，即完成穿刺。通常可以在超声引导下进行穿刺，例如浅表淋巴结、肝脏占位等；肺占位首选纤维支气管镜检查取活检，但如果位于气管镜无法达到的位置，则需要在CT引导下进行穿刺活检。对于消化道肿物，如食道、胃、结直肠等则需要在胃镜或肠镜下穿刺活检。

拔针过程中肿瘤会不会种植在穿刺通道里？

　　一般不会。因为针芯外层设计为保护套管，切取肿瘤组织后，套管将肿瘤组织封闭在针芯内，隔离了肿瘤组织和正常组织接触的机会，减少了肿瘤细胞种植的可能性。

肿瘤被针穿刺后会出血，肿瘤细胞会不会进入血液呢？

 科普系列第1季——消化道肿瘤诊治

一般也不会。穿刺针体一般比较细，而且穿刺一般会在超声引导下或 CT 引导下进行，不会损伤较粗大的血管，所以穿刺后引发出血的可能性很小。

此外，转移是肿瘤本身的生物学特性，无论穿刺与否，随着病情的进展,癌细胞都可能会扩散、转移到身体其他部位，与穿刺并没有直接的关系。

有没有不穿刺就明确诊断的方法？

无创检测也是有的，也就是我们通常说的液体活检。液体活检的本质是检测肿瘤细胞脱落或分泌至体液中的物质，肯定不如直接化验肿瘤本身更精准。但是，对于一些无法获取原发病灶的情况，液体活检不失为一种有效的检测方法。

总体来说，穿刺活检术是安全且创伤小的，对于明确诊断有重要的临床价值。或许在穿刺中可能存在一点点肿瘤播散的风险，但是尽早明确诊断可以及早进行治疗，即便有播散风险，也是利大于弊的。

五、能饿死肿瘤吗？

　　既然肿瘤是靠疯狂摄取人体的养分为生，那么只要不吃饭或者少吃饭，就能把肿瘤饿死。这种说法可行吗？

人不吃饭，肿瘤能被饿死吗？

　　如果人不吃饭的话，可能肿瘤还没被饿死，但人已经严重营养不良或者被饿死了。长时间不进食或者营养缺失，会逐渐引起机体蛋白、脂肪和肌肉的消耗，会导致恶病质、机体机能丧失，进而出现多器官功能衰竭。所以，想要通过减少进食而饿死肿瘤的方法是行不通的。

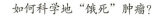如何科学地"饿死"肿瘤？

肿瘤生长靠血供，如果能够阻断肿瘤的血液供应，也就能"饿死"肿瘤。如经导管动脉栓塞术，就是在肿瘤的主要供血血管中注入碘油等物质把血管阻断，以达到杀死肿瘤的目的。还有抗血管生成的靶向药物也可以抑制肿瘤的生长。

既然可以通过阻断血流"饿死"肿瘤，那为什么不把肿瘤所有相关的血管都阻断呢？这样肿瘤不就彻底饿死了吗？

当然不行。首先，肿瘤是长在器官上的，在阻断肿瘤血供的同时，器官的血供也被阻断了，那么脏器功能也就丧失了。比如胃癌，如果单纯为了阻断胃肿瘤的血供，造成了胃动力缺失及胃组织坏死，那是得不偿失的。另外，肿瘤病灶往往并不是一个，多个肿瘤或者肿瘤数量多但体积小，想要找到肿瘤的全部供血血管也是不容易做到的。

让肿瘤患者加强营养是正确的吗？

　　是正确的。肿瘤患者加强营养支持才能更好地耐受各种抗肿瘤治疗手段。比如现在比较流行的免疫治疗，就是通过药物干预，调动人体免疫细胞的活力，让免疫细胞有力量去攻击肿瘤细胞。如果人体本身就营养不良，那么免疫细胞也是筋疲力尽的，即便通过免疫治疗让免疫细胞识别到了肿瘤细胞，免疫细胞也没有力气去消灭肿瘤细胞。

肿瘤患者是否有必要加强营养呢？

　　有必要。据统计，不同类型的肿瘤患者会出现不同程度的营养不良。结肠癌、肺癌、头颈部肿瘤、上消化道肿瘤和胰腺癌患者出现营养不良的发生率分别约为35%、40%、45%、50%和80%。然而实际上，肿瘤患者出现营养不良的概率要比这些数据更高。肿瘤分期越晚，出现营养不良的可能性就越大。营养不良及机体消耗是恶性肿瘤患者常见的致死因素。

肿瘤患者该如何加强营养支持？

在进行营养支持前，可以通过营养评估量表进行评估，明确是否存在营养不良的现象。肿瘤患者的营养支持，分为肠内营养和肠外营养两种方式。肠内营养指的是通过胃肠道获取营养的支持模式，包括管饲和口服。肠外营养需要通过静脉为患者提供需要的营养素，适合胃肠结构破坏、胃肠梗阻或出血的患者。

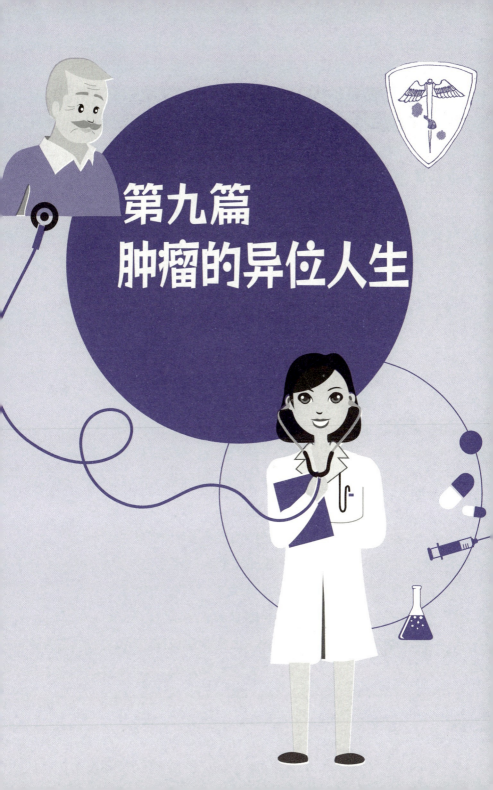

第九篇
肿瘤的异位人生

一、肿瘤为什么会转移？

当诊断肿瘤的时候，我们总会第一时间判断它有没有出现转移。为什么我们要如此重视肿瘤的转移情况呢？肿瘤又为何会出现转移呢？

肿瘤是如何发生的？

简单来说，人体正常的细胞存在原癌基因和抑癌基因，在一些物理、化学或病毒等致癌因素的刺激下，如果这些基因发生突变，就会导致细胞生长的内环境紊乱，引起细胞过度生长，导致肿瘤发生。肿瘤的发生发展可简单归纳为5个阶段：癌前病变→原位癌→浸润癌→局部或区域淋巴结转移→远处转移。我们平常所说的转移就是指远处转移。

为什么要关注肿瘤有无转移呢？

　　肿瘤转移是恶性肿瘤最主要的生物学特征。肿瘤转移是影响患者生存的重要因素，大部分肿瘤患者并非死于原发灶而是死于肿瘤转移灶。据统计，超过 90% 的癌症相关死亡是由肿瘤转移引起的。

肿瘤为什么会出现转移？

　　肿瘤细胞的无限制生长、细胞间接触抑制的丧失或肿瘤细胞粘着性能减弱都是肿瘤发生转移的重要因素。

肿瘤发生远处转移的方式有哪些？

远处转移主要有三种方式：血行转移、淋巴转移和种植转移。

肿瘤一般会往哪里转移？

常见的肿瘤转移部位主要有骨转移、肝转移、脑转移和肺转移。肿瘤细胞的转移在一定程度上存在"器官亲和性"。也就是说，不同肿瘤一般都会转移到特定的目的地，而不太会转移到其他器官。比如肠癌的肝转移、肺癌的脑转移和前列腺癌的骨转移等。

如何预防肿瘤的远处转移？

新辅助和辅助抗肿瘤治疗可以杀灭潜在转移的肿瘤细胞。此外，术后定期随访、保持舒畅的心情和规律作息都可以预防肿瘤转移。

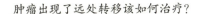肿瘤出现了远处转移该如何治疗？

如果肿瘤出现转移，可以根据转移肿瘤的位置、数量等因素，行局部或者系统性治疗。比如局部转移可以进行放疗，多部位转移则需要联合化疗、免疫治疗或者靶向治疗等。

如何更早地发现肿瘤是否出现了远处转移？

常规 CT 或 MRI 等影像学检查，只有等肿瘤细胞生长至一定数量后才能被发现，10 亿（10^9）个肿瘤细胞才能形成 1cm 的结节。血液循环中的肿瘤细胞（CTC）达到一百万（10^6）个才可以被检测出来。除此之外，液体活检还可以通过检测血液或者体液中的生物学标志物来判断是否出现肿瘤转移。比如，检测血液循环中肿瘤 DNA（ctDNA，肿瘤细胞分泌至血液或体液中 DNA 片段）、血液循环中 miRNA（早期肝癌的 miRNA 检测）等。MRD（微小残留病灶）也是通过检测血液中残留的肿瘤细胞特异性 DNA 片段对肿瘤进行精准化评估。

二、胃癌卵巢转移

肿瘤转移一般都会往血供丰富的器官上转移，比如肝、肺等。但是，临床上有一个特殊的现象，女性胃癌患者会出现卵巢转移（又称库肯勃瘤，Krukenberg's tumor），这是为什么呢？

什么是库肯勃瘤？

部分消化道肿瘤会出现卵巢转移，一般表现为双侧卵巢转移且多发生于绝经前女性患者，40%~70% 为胃癌转移所致。这种胃肠道肿瘤引起的卵巢转移，又称为库肯勃瘤。库肯勃瘤是卵巢以印戒细胞伴间质假肉瘤样增生为特征的转移性腺癌。最早由德国人库肯勃于 1896 年首次报道，因而用他的名字命名了这种肿瘤。我国库肯勃瘤的发生率约为 15%，国外的尸检报道显示发生率约为30%。

库肯勃瘤的发生机制是什么？

　　目前认为胃癌发生卵巢转移的机制主要包括血液、淋巴和种植性转移。据研究显示库肯勃瘤的卵巢表面光滑，多无腹膜转移及粘连，这提示种植性转移不是其主要的转移途径。活跃的绝经前卵巢因其高激素水平及丰富的血供、周期性排卵引起卵巢腺体的周期性无菌炎性微环境；卵巢丰富的网状淋巴循环引流入腹主动脉旁或腰淋巴结内，原发灶的癌细胞转移至此时，可逆流入卵巢内造成播散。这些都提示血液和淋巴转移可能是其主要的发生机制。

库肯勃瘤有无特异性的临床表现？

库肯勃瘤的临床表现缺乏特异性，起病隐匿，常无症状或仅为原发灶或转移灶表现，如腹部包块、腹痛、腹胀或出现腹水等。

库肯勃瘤有无特征性的病理学特征？

　　世界卫生组织（WHO）在 1973 年制定了库肯勃瘤的组织学诊断标准：存在卵巢间质浸润，镜下见印戒状黏液细胞，以及间质内见肉瘤样增生。

库肯勃瘤如何治疗？

　　转移局限、无远处转移的胃源性库肯勃瘤患者若能行根治性切除，可延长生存期。若原发灶没有切除、合并远处转移、广泛腹膜转移或大量腹水，不推荐单纯姑息性减瘤术，可行姑息性化

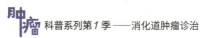

疗、靶向或免疫治疗等全身系统性治疗。由于库肯勃瘤放疗敏感性较低，一般不推荐放疗。

库肯勃瘤的预后如何？

　　库肯勃瘤致死率高，胃癌卵巢转移的预后较其他消化道来源的卵巢转移性肿瘤要差，中位生存时间仅 7~14 个月。

三、结直肠癌肝转移

肝脏总是肿瘤最容易出现转移的部位，你知道是为什么吗？

为什么说恶性肿瘤容易出现肝转移？

　　由于肝脏接受肝动脉和门静脉的双重血供，血流量异常丰富，加之血液转移是肿瘤发生远处转移最重要的途径，所以恶性肿瘤很容易转移至肝脏，使得肝脏成为最常见的转移器官。

为什么说结直肠癌更容易出现肝转移？

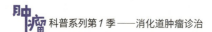

结直肠血液循环首站就是肝脏。从解剖学的角度看，引流结直肠的静脉血流直接汇入门静脉，然后进入肝脏。此外，肝窦也是胃肠道血液回流的部位，再就是肝脏和结直肠离得很近（有段结肠叫做结肠肝曲），也可直接侵犯肝脏。

结肠癌肝转移的发生率有多高？

　　在初次确诊为结直肠癌的同时，大约有 20% 的患者会同时确诊肠癌伴肝转移。即便在初诊时没有出现肝转移，其后也会有 25%~30% 的患者会在半年左右发生肝转移。总体来说，结直肠癌发生肝转移的概率有 50%。

什么是同时性肝转移和异时性肝转移？

　　结直肠癌确诊同时或确诊后 6 个月内发现的肝转移为同时性肝转移；结直肠癌确诊后超过 6

肿瘤的异位人生

个月发现的肝转移为异时性肝转移。同时性肝转移是预后不良的标志。同时性和异时性肝转移的治疗策略也不甚相同。

结直肠癌肝转移都可以切除吗？

　　只有符合一定条件的结直肠癌肝转移才能进行手术。结直肠癌肝转移手术适应证包括：①患者一般情况可，无严重心肺疾病，可耐受手术；②原发病灶能够 R0 切除；③肝脏转移灶能 R0 切除；④残余肝脏能够维持肝脏功能，即残余肝脏 ≥ 30%（异时性肝转移切除）或 ≥ 50%（同时性肝转移行结直肠癌原发灶及肝转移灶同期切除）；⑤无其他脏器转移或其他脏器转移可完全切除；⑥能够保留主要的肝脏血管和胆道。

　　结直肠癌肝转移手术禁忌证包括：①残余肝脏容量不够；②原发灶不能取得 R0 切除；③患者不能耐受手术；④出现广泛的肝外转移。

结直肠肝转移术后达到 NED 状态（no evidence of disease，无疾病状态）是否还需要定期随访？

虽然达到了 NED 状态，仍然需要进行定期随访，术后两年内需要每 3 个月随访生物标志物，每 3~6 个月随访胸腹盆增强 CT。

结直肠癌肝转移预后如何？

结直肠癌肝转移如果不采取任何治疗，中位生存期可能不到 10 个月，5 年生存率仅在 5% 左右。但如果有条件接受根治性肝转移灶切除，中位生存期可达 35 个月，5 年生存率可提升至 50% 左右，尤其是仅有单个肝转移灶的患者，肝转移灶切除术后的 5 年总生存率可达 70% 以上。

缩略语

ADC，antibody drug conjugates，抗体偶连药物

ALK，anaplastic lymphoma kinase，间变性淋巴瘤激酶

CPS，combined positive score，联合阳性分数

CR，complete remission，完全缓解

CRS，clinical risk score，临床风险评分

CT，computed tomography，计算机断层扫描

CTLA-4，cytotoxic T lymphocyte associate protein-4，细胞毒性T细胞相关蛋白-4

EGFR，epidermal growth factor receptor，表皮生长因子受体

FGFR，fibroblast growth factor receptor，成纤维生长因子受体

HER2，human epidermal growth factor receptor 2，人表皮生长因子受体2

iCPD，immune confirmed progressive disease，确认的疾病进展

iRECIST，immune response evaluation criteria in solid tumor，实体瘤免疫治疗疗效评价标准

iUPD，immune unconfirmed progressive disease，未确认的疾病进展

MET，mesenchymal-epithelial transition factor，间质上皮细胞转化因子

MMR，mismatch repair，错配修复

MRI，magnetic resonance imaging，磁共振成像

mrTRG，MRI tumor regression grading，磁共振成像肿瘤退缩分级

MSI，microsatellite instability，微卫星不稳定

NED，no evidence of disease，无疾病状态

NGS，next generation sequencing,，二代测序

ORR，overall response rate，客观反应率

OS，overall survival，总生存期

PD，progressive disease，疾病进展

PD-1，programmed cell death protein 1，程序性死亡受体1

PD-L1，programmed cell death protein ligand 1，程序性死亡受体配体1

PFS，progression free survival，无疾病进展期

PR，partial remission，部分缓解

PS，performance status，体力活动状态

RAS，rat sarcoma，RAS基因

RECIST，response evaluation criteria in solid tumors，实体瘤疗效评价标准

SD，stable disease，疾病稳定

TPS，Tumor cell Proportion Score，肿瘤细胞阳性比例分数

TKI，Tyrosine kinase inhibitor，酪氨酸激酶抑制剂

TRG，tumor regression grading，肿瘤退缩分级